ESSÊNCIAS FLORAIS
E RELACIONAMENTOS

Martin J. Scott
Gael Mariani

ESSÊNCIAS FLORAIS E RELACIONAMENTOS

Tradução
AFONSO TEIXEIRA FILHO

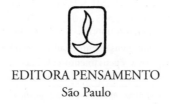

EDITORA PENSAMENTO
São Paulo

Título original: *Flower Essences for Relationships.*

Copyright © 2001 Martin J. Scott.

Publicado originalmente por Findhorn Press, Escócia.

Todos os direitos reservados. Nenhuma parte deste livro pode ser reproduzida ou usada de qualquer forma ou por qualquer meio, eletrônico ou mecânico, inclusive fotocópias, gravações ou sistema de armazenamento em banco de dados, sem permissão por escrito, exceto nos casos de trechos curtos citados em resenhas críticas ou artigos de revistas.

A Editora Pensamento-Cultrix Ltda. não se responsabiliza por eventuais mudanças ocorridas nos endereços convencionais ou eletrônicos citados neste livro.

Dados Internacionais de Catalogação na Publicação (CIP)
(Câmara Brasileira do Livro, SP, Brasil)

Scott, Martin J.
 Essências florais e relacionamentos / Martin J. Scott, Gael Mariani ; tradução Afonso Teixeira Filho. – São Paulo : Pensamento, 2005.

 Título original : Flower essences for relationships.
 Bibliografia.
 ISBN 85-315-1392-8

 1. Essências e óleos essenciais – Uso terapêutico 2. Relações interpessoais I. Mariani, Gael. II. Título.

05-2483   CDD-615.85

Índices para catálogo sistemático:

1. Essências florais : Terapias alternativas
 615.85

O primeiro número à esquerda indica a edição, ou reedição, desta obra. A primeira dezena à direita indica o ano em que esta edição, ou reedição, foi publicada.

Edição	Ano
1-2-3-4-5-6-7-8-9-10-11	05-06-07-08-09-10-11-12

Direitos de tradução para a língua portuguesa
adquiridos com exclusividade pela
EDITORA PENSAMENTO-CULTRIX LTDA.
Rua Dr. Mário Vicente, 368 — 04270-000 — São Paulo, SP
Fone: 6166-9000 — Fax: 6166-9008
E-mail: pensamento@cultrix.com.br
http://www.pensamento-cultrix.com.br
que se reserva a propriedade literária desta tradução.

Impresso em nossas oficinas gráficas.

Sumário

Agradecimentos	7
Um Breve Prefácio	8
O Propósito deste Livro	9
Introdução: Fundamentos	11
O que são essências florais?	11
As diferentes famílias de essências florais	13
O simbolismo das flores	16
Como isso funciona?	19
A personalidade superior e a inferior	23
As essências florais nas relações	24
Essências florais tratadas neste livro	25
Capítulo Um: À Procura do Amor	35
Não procure demais!	36
Segurança	37
Rejeições, humilhações e falsos começos	40
A pressão dos outros	42
Para manter as aparências	44
Os problemas dos deficientes	46
Identidade sexual	47
O espectro de traumas e abusos passados	48
Capítulo Dois: O verdadeiro romance	53
Encontros	53
História de caso: O encontro de Harry e Jane	54
Sexo	56
"Apague as luzes primeiro!"	59
"Desempenho"	59
Efeitos a longo prazo de abusos passados	61
Loucamente apaixonado!	62
Aproveite o passeio!	64

Capítulo Três: Estabilidade 65
    Stress externo 65
    Aprendendo a viver juntos 66
    Dar e receber 68
    Atitudes e hábitos 71
    Compromisso 72

Capítulo Quatro: Três é Bom 75
    A decisão 76
    Concepção e gravidez 79
    A gravidez indesejada 82
    Quando a gravidez não dá certo 84
    O papel do homem 85
    História de caso: Keith 85

Capítulo Cinco: O Platô 87
    Pressões 91
    Jogo de poder 95
    História de caso: Rob e Charlotte 96

Capítulo Seis: Rompimento e Reconciliação 101
    Infidelidade 101
    Vítimas 103
    É difícil se reconciliar 106
    Para reavivar o romance 108

Capítulo Sete: Fins e Novos Começos 109
    Divórcio 109
    "Até que a morte nos separe" 114
    Diante de uma nova fase da vida 115

Modo de Usar as Essências Florais... e Outras Pontas Soltas 119
    Métodos de tratamento 120
    O uso prolongado de essências florais 123
    Uma perspectiva pessoal 125

Repertório 129

Endereços úteis / Outros produtores de essências florais 141

Bibliografia / Outras leituras 143

Fontes de Essências Florais 145

Agradecimentos

A Edward Bach, Ian White, Patricia Kaminski, Richard Katz e todos os que mantêm acesa a tocha das essências florais;

A Don Dennis da The Living Tree, pela ajuda e informações;

A Patty Smith-Verspoor e Rudi Verspoor do Hahnemann Center for Heilkunst, Otawa, Canadá, pelo dinamismo e pelo apoio incansáveis, que nos serviu de inspiração;

A Mary Dempsey e Shane McWilliams, que sempre acreditaram;

A Mungo, Yoda, Ziggie e Pagan, por estarem sempre presentes no fim do dia;

E finalmente, à energia viva da natureza, que torna tudo isso possível.

Obrigado a todos!

Um Breve Prefácio

Ao abrir este livro e começar a folheá-lo, a primeira coisa que você deve fazer é parar e pensar em si mesmo por um momento. Pense em como se sente, na sua maneira de se relacionar com as pessoas à sua volta e nas relações que constrói. Mas seja honesto consigo mesmo. Se não, de nada vai adiantar.

Agora, no caso altamente improvável de você ser totalmente equilibrado, livre de qualquer fraqueza emocional, cheio de amor e devoção ao próximo, buscando combinar o altruísmo total a uma vontade de ferro e a uma segurança inabalável; se você nunca teve um momento de preocupação e nunca sentiu ódio nem preconceito, nunca tentou afogar as mágoas, nunca se deixou levar pelo mau humor, nunca dirigiu palavras duras e impensadas a alguém e não tem nenhuma cicatriz emocional... Sinto muito, mas este livro não é para você. Estou certo de que o dará a alguém que precise dele mais do que você.

Quanto aos outros, sejam bem-vindos ao clube! Este livro é o *nosso* livro.

O Propósito deste Livro

Todos nós enfrentamos problemas nas relações com os outros, em alguma época da vida. E a relação mais importante na vida de todo mundo é a relação com o ser amado. Potencialmente, é ela que traz mais alegria à nossa vida e nos dá força para enfrentar seus desafios. Mas, quando não dá certo, é ela que nos causa mais sofrimento.

Em geral, a importância das emoções ainda é grandemente subestimada. A necessidade de dar e receber amor numa atmosfera de harmonia, com um parceiro que seja de fato nossa alma gêmea, é algo tão importante para nós quanto a luz do sol e os alimentos. Contudo, são comuns os bloqueios emocionais que nos impedem de alcançar esse objetivo importante. O propósito deste livro é mostrar a todos os que sofrem que seus muitos e variados problemas podem ser aliviados com segurança e tranqüilidade pelo uso de essências naturais feitas de flores, que dissolvem bloqueios emocionais, revelam o potencial positivo da personalidade interior e estimulam o crescimento emocional e o desenvolvimento da alma.

Espera-se que, com o tempo, o uso das essências florais se difunda cada vez mais, até se tornar universal e automático. Era essa a visão do Dr. Edward Bach, o pioneiro das essências florais no século XX e o homem que fez a bola começar a rolar. Ainda não chegamos lá! Mas, no meio-tempo, podemos nos beneficiar individualmente dessa maravilhosa forma de autoterapia, que nos ajuda a entender os complexos contornos da nossa personalidade, criando assim uma vida melhor para nós e para os que nos cercam.

Ainda está interessado? Então continue a ler.

Introdução
Fundamentos

O QUE SÃO ESSÊNCIAS FLORAIS?

Vamos ver primeiro o que as essências florais *não* são. Com isso, podemos ir eliminando algumas falácias.

- ❦ AS ESSÊNCIAS FLORAIS *NÃO* SÃO UMA MODA RECENTE.
  Como vamos ver, a medicina floral está conosco há muito tempo. As essências ou remédios florais — os dois termos se equivalem — funcionam para todo mundo, seja qual for sua posição social, religiosa ou espiritual, seja você um executivo vestindo um terno alinhado ou um primitivo que vive numa choupana!

- ❦ ELAS *NÃO* TÊM EFEITO PLACEBO.
  Existe uma enormidade de dados, que remontam à década de 1930, mostrando que as essências florais funcionam de fato. Inúmeros terapeutas, muitos dos quais com rigorosa formação científica, coligiram uma série de estudos de casos bem-sucedidos ao longo de anos de experiência. As essências florais agem em crianças muito pequenas, que nem sabem que estão sendo tratadas, e também em animais, que sabem menos ainda. A experiência comprova que as essências florais funcionam. Elas têm seus detratores, é claro. Mas francamente, em face de todas as evidências, continuar insistindo que elas não funcionam é um exercício de tacanhice deliberada. No entanto, o propósito deste livro não é persuadir os céticos nem os cínicos. São eles que saem perdendo ao ignorar os benefícios que as essências florais proporcionam. Temos que seguir em frente.

- ❦ ELAS *NÃO* SÃO UMA PANACÉIA MIRACULOSA.
  Sentimos muito: gostaríamos que fosse! Mas, como toda terapia natural, as essências florais nos ajudam a nos ajudar. Elas nos permitem explorar e atingir

nosso potencial e nossas metas. Elas são de grande ajuda em épocas de necessidade, mas temos que ser ativos nesse processo. Não esperem que este livro venha com uma visão sonhadora, dizendo que isso não é necessário.

❈ ELAS *NÃO* SÃO DROGAS.
As essências florais não são produtos químicos e não provocam efeitos artificiais nem tranqüilizantes, sendo assim totalmente seguras. Embora sejam derivadas de plantas, elas não devem ser confundidas com remédios herbáceos, que precisam ser administrados com cuidado porque podem ser tóxicos ou interferir na ação de outros medicamentos. Você pode se tratar tranqüilamente com essências florais e tomar ao mesmo tempo remédios prescritos pelo seu médico, sem medo de alguma contra-indicação. Outra coisa boa das essências florais é serem "auto-reguláveis": se você tomar um remédio desnecessário ou tomar o remédio errado por engano, eles simplesmente não farão efeito.

Agora que já limpamos o terreno, podemos voltar à questão original. O que são essas estranhas e misteriosas "essências florais"?

Na verdade, a resposta é muito simples e, como você vai ver, simplicidade é a palavra-chave para usar esse tipo de terapia. As essências florais são líquidos especialmente preparados que se toma por via oral em quantidades muito pequenas: poucas gotas por dia. Sua ação principal, que vamos discutir neste livro, se dá no plano superior da mente e das emoções.

A idéia básica é simples. Cada essência é capaz de agir sobre um determinado problema, ou *desequilíbrio*, das emoções. Assim, há essências florais para raiva, culpa, tristeza, falta de motivação, insegurança, ciúme, pensamentos obsessivos, desespero profundo e assim por diante. E para cada um dos vários tons e graus das dores emocionais e das preocupações existe uma essência que ajudará na cura. Basta que você identifique o tipo das emoções que está sentindo, faça uma seleção com base na descrição dessas emoções recorrendo a uma lista de essências, e tome as gotas. Dependendo da sua constituição pessoal e da gravidade do problema emocional que estiver enfrentando, os resultados positivos podem aparecer em poucos dias ou em poucas semanas. Caso as emoções sejam confusas e complexas, como acontece muitas vezes, não há nenhum problema em combinar algumas essências para cobrir todo o quadro. Pode-se misturar até cinco ou seis essências por vez, embora muitos médicos prefiram trabalhar com três ou quatro, no máximo. Como vamos tratar de todos os aspectos práticos mais adiante, não se preocupe por ora.

No repertório de essências florais, encontramos remédio para todos — *todos* — os tipos de problemas emocionais que enfrentamos na vida. Como ajuda para o desenvolvimento pessoal, espiritual ou do caráter, as essências florais são bastante eficientes, fáceis de usar e de entender e, como mencionamos antes, totalmente seguras. No terreno das relações, seja como complemento à psicoterapia ou sozinhas, elas não têm igual. Nenhum conhecimento de botânica é necessário para usá-las — e você não precisa sair por aí colhendo as próprias flores, como já nos perguntaram! É fácil achá-las em distribuidores especializados, lojas de produtos naturais ou farmácias de manipulação. E o melhor é que não custam caro, demoram para acabar e têm validade quase infinita.

AS DIFERENTES FAMÍLIAS DE ESSÊNCIAS FLORAIS

As essências florais provêm de todas as partes do mundo. As empresas que as produzem, algumas muito grandes, outras muito pequenas, estão espalhadas por toda parte. Neste livro, reunimos 115 exemplos de diferentes essências e combinações florais provenientes das três fontes mais conhecidas e mais fáceis de achar: da Grã Bretanha, da América do Norte e da Austrália. É claro que essa amostra não faz justiça à enorme variedade de essências fabricadas no mundo todo. Mas a impossibilidade de um livro como este conter todas as essências florais existentes, sendo que outras tantas apareceriam antes de ele chegar às livrarias, é apenas um tributo à forma de medicina complementar que mais cresce hoje em dia. No final do livro, você encontrará uma relação de outros produtores de essências florais espalhados pelo mundo.

É provável que as essências florais britânicas sejam, hoje, as mais conhecidas do mundo. Elas são obra do Dr. Edward Bach, o pioneiro moderno da medicina floral. Ele era um médico inglês que, na década de 1920, desiludiu-se com a prática médica convencional. Observando os pacientes ao longo dos anos que trabalhou como bacteriologista, Bach concluiu que é impossível curar quando não se leva em conta os aspectos emocionais e espirituais do paciente. Fatores emocionais negativos como raiva, ódio, amargura, depressão, medo, alienação dos objetivos de vida — o lado negro da alma humana — são de extrema importância na prevenção e cura de doenças físicas e estavam sendo menosprezados por um sistema médico aridamente científico.

Bach tinha descoberto aquilo que chamados hoje de psiconeuroimunologia. Esse termo, comprido e pesado, refere-se simplesmente à influência da mente sobre o sistema imunológico, que controla nossa capacidade de resistir às doenças. Mas, na época, muitos de seus colegas acharam que ele estava totalmente equivocado, ou até louco, e ele chegou a ser ameaçado de expulsão do Conselho Médico.

Em 1928, convencido de que o mundo da natureza guardava a chave para um sistema perfeito de medicamentos capazes de favorecer a saúde por meio da cura dos desequilíbrios emocionais, ele abandonou a prática médica e começou uma verdadeira peregrinação. Mergulhou no novo trabalho, sem descansar, viajando sem parar pela Inglaterra e pelo País de Gales, colhendo plantas, fazendo comparações e experiências. No final, criou uma coleção de 39 essências feitas de flores silvestres, com a exceção de uma. Cada uma delas age sobre um desequilíbrio específico e bem definido das emoções, como culpa, raiva, angústia, impaciência e desespero.

O método de fabricação das essências era simples, de acordo com a convicção de Bach de que a simplicidade é a essência da natureza e a chave da verdadeira sabedoria: para fazer um remédio, ele colhia as plantas e as punha em tigelas com água, que eram deixadas em infusão ao sol (ou então as fervia, já que o sol é mercadoria rara na Inglaterra!). Assim, por meio de um processo de potencialização pelo calor, os impulsos, ou vibrações, de cura passavam para a água e eram armazenados ali. (Sabemos hoje um pouco mais do que se sabia na década de 1930 sobre a capacidade de a água reter, no nível submolecular, o que ainda hoje mal conseguimos medir, uma *assinatura*, uma lembrança ou marca da fonte da cura. Essa propriedade da água é usada em homeopatia, radiônica e terapia com cristais, sendo cada vez mais reconhecida pela ciência.) Essa infusão, denominada *essência-mãe* ou *tintura-mãe*, era bastante diluída e transferida para pequenos frascos cor de âmbar, com um pouco de conhaque para preservá-la.

As essências de Bach, divulgadas em 1936, têm a capacidade de curar todos os desequilíbrios emocionais sutis que geram conflitos internos e externos e acabam prejudicando a saúde. Depois da morte do seu descobridor, as essências de Bach ficaram famosas no mundo inteiro e têm agora um número enorme de seguidores, entre leigos, médicos e veterinários.

Embora Bach, como médico, estivesse especialmente interessado na relação entre corpo e alma e no aprimoramento da saúde física por meio da dimensão emocional, as essências que ele nos deu são também de grande valor no reino das relações interpessoais, permitindo que personalidades bloqueadas redescubram em si mesmas as virtudes do amor, da franqueza e da compreensão. O medo é a barreira que nos impede de abrir o espírito e a mente e de nos tornar receptivos ao potencial de amor e felicidade da nossa vida. O atrito que existe entre as pessoas e que se manifesta de todas as formas — das pequenas discussões à hostilidade aberta e ao comportamento destrutivo ou obsessivo, separando pessoas que poderiam ser felizes juntas e criando um inferno na terra para tanta gente — tem sua origem em desequilíbrios emocionais como egoísmo, ressentimento, falso orgulho, culpa, frustração, incapacidade de aprender com os erros e falta de auto-estima. Quando há uma lacuna, uma quebra de comunicação, entre a personalidade superior — a Alma, como Bach a definia — e a personalidade exterior, o potencial de alegria, realização e amor é bloqueado. As essências florais de Bach nos foram dadas para ajudar a fechar essa lacuna, pondo-nos em contato com os aspectos mais amorosos, eficazes e positivos de nós mesmos.

O Dr. Bach abriu o caminho para os outros. As várias famílias de essências florais que surgiram desde a sua época agem exatamente do mesmo jeito, sendo no mínimo tão eficazes quanto as essências de Bach e podendo ser usadas em combinação com elas sem nenhum problema.

As essências norte-americanas de que vamos tratar têm sua origem na Califórnia, no final da década de 1970, por obra de Patricia Kaminski e Richard Katz. Esses estudiosos dinâmicos e de muito talento trabalharam com as essências de Bach por um longo tempo e acabaram se convencendo do seu poder de cura. Mas por que outras flores, de outros lugares, não poderiam ser transformadas em essências da mesma maneira? Kaminski e Katz fundaram uma organização, a *Flower Essence Society* (FES), para pesquisar e divulgar a terapia floral e se dedicaram à criação da família de essências florais que conhecemos como Quintessências FES. Sua rigorosa pesquisa científica apoia-se em relatórios e experiências de uma vasta rede de terapeutas e, nos vinte anos de trabalho nessa área, formaram uma coleção de mais de cem essências florais norte-americanas testadas e aprovadas. A FES publica o volumoso *Flower Essence Repertory*, uma leitura fascinante que trata detalhadamente de cada uma das essências norte-americanas e britânicas, além de trazer observações importantes sobre a ação de terapias energéticas na anatomia sutil. É um livro de valor inestimável para quem deseja aprender mais sobre este campo.

Na distante Austrália, um cavalheiro muito carismático chamado Ian White, praticante de medicina natural pertencente a uma longa linhagem de herbalistas e curadores, começou a trabalhar nas próprias essências florais em 1987. São as Essências *Bush* da Austrália, derivadas da belíssima flora australiana. (As fotografias de flores que aparecem no livro de White, *Australian Bush Flower Essences*, publicado pela Findhorn Press, são excelentes.) Com base na mesma premissa das essências de Bach, usando a mesma técnica simples de infusão ao sol, o crescente repertório das essências australianas é um grande catalisador de desenvolvimento emocional e espiritual, que nos ajuda a renunciar aos sentimentos negativos e, como Ian White diz muito bem, "queima os dejetos da alma". As essências florais australianas têm uma sólida reputação e contam com muitos seguidores em sua terra natal, no Reino Unido e nos Estados Unidos.

O SIMBOLISMO DAS FLORES

Se você já usou essências florais, mesmo que de passagem, como milhões de pessoas que levam consigo o **Rescue Remedy**, o famoso remédio cinco-em-um de Bach, como calmante de emergência, então não verá nada de incomum nisso tudo. Mas nem todo mundo está familiarizado com o conceito de essências florais. Se for esse o seu caso, pode ser que ache estranho que preparados tão insignificantes consigam fazer tanta coisa.

No mundo ocidental moderno, somos levados a acreditar que só merece consideração o que é produto da ciência e da tecnologia. Várias equipes de pessoas de avental branco têm que quebrar a cabeça em laboratórios esterilizados; sistemas de computação altamente complexos têm que ser exclusivamente desenvolvidos; grandes somas de dinheiro têm que ser gastas; especialistas têm que ser contratados e demitidos; e a coisa toda tem que levar vários anos. Uma coisa tão simples quanto uma essência floral, ridiculamente fácil de preparar, não pode ser tão potente e sofisticada assim. Afinal, é só uma flor. Uma *flor*!

Sim, mas é melhor ter cuidado antes de dizer *só* uma flor. E você não tem que se fiar só no que eu digo. Vamos retroceder um pouco e refletir por um instante.

As flores estão por toda parte. Neste mundo tecnológico e supostamente avançado, a maioria não lhes dá muita importância e nem pensa muito nelas. Ao menos conscientemente. Como eu, durante boa parte da vida.

Mas você as vê o tempo todo. É provável que haja algumas flores em sua casa, enfeitando a mesa do café, a lareira, etc. Ou retratadas em quadros que você pendurou nas paredes. O papel de parede tem provavelmente um motivo floral, ou as cortinas do banheiro, ou talvez o tecido das poltronas. Olhe à sua volta e vai perceber que as flores estão presentes em toda parte.

Preste atenção nelas quando for trabalhar amanhã. Até mesmo o menor dos jardins tem flores crescendo. Mesmo que uma casa tenha só uma jardineira, é provável que haja nela uma ou duas flores. Pela rua toda, você verá o esforço que as pessoas fazem para cultivar suas flores, ajudando a criar uma energia serena e pacífica nos lugares onde vivem. Você logo vai se dar conta de que as flores estão em toda parte, crescendo nos parques, enfeitando nos canteiros e pendendo de cestas e vasos pendurados. Se estiver fazendo calor, verá pessoas saindo para o jardim para regá-las. Diante de uma floricultura que exibe uma profusão de flores de todas as cores, formas e tamanhos, você vê pessoas saindo com grandes buquês nas mãos, talvez para dar de presente a alguém de quem gostam. Talvez estejam comprando flores para animar um amigo doente, levando-lhe um pouco de luz. Se for um homem, é provável que esteja levando flores para agradar uma mulher, para marcar um encontro ou para se desculpar — nada, nenhuma palavra, nem mesmo o dinheiro, tem o efeito instantâneo de apaziguar e suavizar a hostilidade, que as flores têm.

Você continua a andar, observando a variedade de estampas floridas na roupa das pessoas e até mesmo na arquitetura. Se hoje for um dia especial como o Remembrance Day[1] ou o St David's Day[2] (País de Gales), você verá muitas pessoas usando flores artificiais na lapela do casaco ou da jaqueta. Você passa por um cemitério: flores e mais flores — coroas, buquês e ramalhetes que as pessoas levam para homenagear os entes queridos que se foram. Perto do cemitério há uma igrejinha e, por acaso, você vê um casal recém-casado saindo, rodeado das pessoas que se reuniram para celebrar sua união. No chão, os confetes espalhados representam pétalas de flores. A noiva radiante leva um buquê, símbolo de felicidade, amor e fertilidade. A tradição manda que ela jogue o buquê para as damas de honra, e aquela que o apanhar será a próxima a encontrar o amor.

No trabalho, você vê que as pessoas decoraram suas mesas e compensaram a feiúra dos computadores e a monotonia do ambiente com jarros e vasos de flores vivamente coloridas. Os calendários do escritório quase sempre exibem imagens vívidas e estimulantes de flores.

Mais tarde, se você for a um restaurante, é provável que veja flores em todas as mesas, ajudando a acalmar as pessoas depois de um dia de trabalho e a criar uma atmosfera de tranqüilidade onde, com a ajuda de música suave e de boa comida, as pessoas podem saborear a vida e relaxar em harmonia.

... E você pensará consigo mesmo: o que é que as flores têm?

As flores estão absolutamente entrelaçadas à nossa cultura, assim como em muitas outras culturas ao longo das eras. No começo da década de 1960, um túmulo de sessenta mil anos foi descoberto no Iraque. Seu ocupante tinha sido enterrado num leito de flores, e análises posteriores dos restos de pólen indicaram flores conhecidas por ter, na forma herbácea, propriedades diuréticas, laxativas, estimulantes e analgésicas (Donna Cunningham, *Flower Remedies Handbook*). Em toda a História há exemplos da relação das flores com a cura e a bondade: a sofisticada medicina herbácea do antigo Egito e da China; o uso, na Grécia e em Roma, de flores para perfumes, purificação ritual e higiene, bem como para propósitos medicinais e afrodisíacos; o extenso conhecimento a respeito de ervas e plantas na Idade Média e na Renascença. No século XVI, o estudioso, alquimista e curador Paracelso, que plantou a semente da idéia que mais tarde brotaria como

---

1. Remembrance Day, no segundo domingo de novembro, comemora os mortos das duas grandes guerras mundiais.
2. St Davis Day, no primeiro dia de março, homenageia o santo patrono do País de Gales.

homeopatia, usava o orvalho que colhia de pétalas de flores para corrigir desequilíbrios emocionais dos seus pacientes. (Para um relato detalhado da história da terapia floral, ver o livro de Anne McIntyre, *Flower Power*, que trata do assunto com excelência.) Como parte de sua tradição, os aborígines australianos comem algumas flores por causa do seu valor medicinal ou, no caso de flores não comestíveis, ficam no meio delas para absorver suas vibrações terapêuticas. As mulheres costumavam dar à luz em canteiros de flores, que traziam saúde e vitalidade. Ao lançar âncora nas ilhas dos Mares do Sul, a tripulação amotinada do navio inglês HMS Bounty foi recebida por amistosos ilhéus que lhes ofereceram enormes guirlandas de flores. Os marinheiros foram dominados pela atmosfera de amor e de harmonia (que não eram particularmente abundantes em sua cultura) e muitos deles ficaram naquelas ilhas para sempre. Nos anos de 1960, as flores se tornaram sinônimo do movimento pela paz. Donna Cunningham fala dos jovens *hippies* distribuindo flores, inclusive para os policiais, para amenizar a fachada inflexível de autoridade e promover a tolerância.

O número de raças e culturas que usam flores e lhes dão especial importância é grande demais para caber neste livro. Mas mesmo com esta amostra limitada, vemos que as flores, como tradição, estão entrelaçadas aos nossos instintos e hábitos sociais. Percebemos que as qualidades positivas que atribuímos às flores vão muito além do simples simbolismo e remontam a épocas mais simples, embora mais sábias e mais sintonizadas à natureza, antes que a adoração exclusiva à ciência material nos toldasse a visão. Na verdade, se você está em busca de alta tecnologia e sofisticação, não precisa nem sair do seu quintal. A natureza tem sua própria tecnologia, infinitamente mais sofisticada e avançada do que a tecnologia artificial que, imprudentemente, tentamos lhe impor. A natureza, por exemplo, sabe criar a vida.

É significativo que sejam sobretudo os idosos (que não precisam provar mais nada) que têm interesse ativo pelas flores. Os homens mais jovens, que muitas vezes têm medo de conceitos como paz, amor e beleza, costumam evitar as flores, que consideram sentimentais e melosas, como se aceitá-las fosse um insulto à sua masculinidade ou mesmo à sua identidade sexual. Não é raro que jovens, ao caminhar pelo campo, arranquem flores e plantas que crescem às margens do caminho. Em oposição direta ao que chamamos de "qualidades florais" estão os valores negativos da agressividade, da insegurança maligna, do egoísmo, da turbulência destrutiva e do vício emocional. Pense nisso no contexto da destruição gratuita da natureza pelo homem, da devastação dos hábitats das plantas e dos animais e da posição que adotamos como conquistadores do mundo natural. A humanidade é especialista em morte.

Temos então a imagem de dois pólos opostos: um que é ligado à natureza, ama e afirma a vida, e outro que é destrutivo, antinatureza e emocionalmente atrasado. Vocês entendem agora por que as qualidades das flores são pertinentes à maneira de nos relacionar uns com os outros?

Todos nós temos algum contato com as flores e percebemos, mesmo que só no nível inconsciente, o poder que elas têm de afirmar a vida. Instintivamente, associamos as flores aos conceitos de paz, saúde, bem-estar, beleza, pureza, harmonia, reconciliação e amor. Ao traduzir a idéia de flores ou a beleza que as flores nos sugerem numa essência floral, convertemos esses conceitos filosóficos em realidade usável.

COMO ISSO FUNCIONA?

O propósito deste livro não é explicar a ação das essências florais de maneira a satisfazer as mentes mais irredutíveis. Mas, respondendo a essa pergunta, vou procurar dar uma explicação básica. Por favor, tenham em mente que o assunto é muito mais amplo do que a versão altamente condensada e simplificada que é apresentada aqui. Um entendimento mais completo exige muito mais leitura e um estudo muito mais intensivo. Creio, no entanto, que ninguém ainda chegou a um entendimento completo. Mas com certeza isso vai acontecer.

Não se pode negar que o ser humano (ou o animal ou o vegetal) é formado por estruturas físicas, tanto mecânicas quanto bioquímicas. Essas estruturas são o foco quase que exclusivo da pesquisa e do pensamento médico convencionais.

Mas elas não são tudo: somos formados também por sistemas de forças energéticas. Você já se perguntou o que é a vida? O que dá vitalidade às pessoas, animais e plantas e os torna diferentes dos objetos inanimados? Se o corpo humano é uma "máquina", como o sistema médico convencional basicamente o considera, o que ele tem que um carro ou um computador não tem? Por que não é possível, usando os recursos da tecnologia médica moderna, reanimar a carne morta *à la* Frankenstein, do mesmo modo que ressuscitamos um motor ou uma placa de circuito integrado que estragou? É incrível, mas a medicina convencional não aborda essa questão nem tenta chegar a uma definição do que é a *vida*.

Outros sistemas científicos buscaram essa definição. Na antiga tradição oriental, ela é definida como *chi* ou *prana*; na tradição ocidental, falamos de *Lebenskraft* ou *força vital*. Seja como for, ela é energia: cada um de nós é envolto por um campo de energia, corpo energético ou aura, que podemos ver por meio da fotografia Kirlian, e sem a qual o corpo físico seria um amontoado sem vida. Isso não vale apenas para os seres humanos, mas para todo o reino vegetal e animal, que têm o mesmo potencial de força e saúde, fraqueza e morte. (Os animais e as plantas respondem muito bem às essências florais, mas isso é assunto para outros livros[3].) O estado desse campo de energia em seus vários níveis determina o estado de saúde físico e, no caso de homens e animais, emocional também.

Abordagens científicas mais progressistas lançaram as bases para aquilo que, acreditam muitos, será um dia uma avaliação completa das terapias energéticas e sua introdução no mundo oficial da ciência médica e psiquiátrica. A Física Quântica demonstrou que tudo, matéria e éter, possui uma freqüência vibratória natural harmônica. Cada nível de nosso ser, das células materiais do corpo físico às dimensões sutis do corpo energético, tem o próprio campo magnético e a própria freqüência de vibrações harmônicas. Exatamente como as cordas de um instrumento musical, essa freqüência tem que estar afinada para manter um estado de saúde equilibrado. Uma outra analogia musical de muita utilidade é o conceito de acorde. Em música, fazendo soar ao mesmo tempo três freqüências vibratórias sonoras (notas) diferentes que guardem entre si uma relação correta, por exemplo o primeiro, o terceiro e o quinto tons da escala maior ocidental, obtemos uma tríade harmoniosa que traz prazer sensorial ao ouvinte. Alterando a relação entre essas três notas de modo descontrolado, como acontece quando um instrumento desafina, criamos um ruído aleatório desarmônico e provavelmente desagradável ao ouvido, causando até dores de cabeça em pessoas mais sensíveis. Qualquer um que tenha ouvido uma orquestra incompetente (ou uma criança aprendendo a tocar violino) é testemunha do desconforto físico que a má harmonia provoca, o oposto do êxtase e da inspiração para a alma que a música bem executada proporciona a milhões de pessoas. A música também é usada como terapia.

A música não é nada mais do que a aplicação matemática e artística de propriedades acústicas naturais: como nós, ela também vem da natureza. Quando há um desequilíbrio oscilatório no nosso ser — dependendo de onde e em que grau nossos campos energéticos saem da afinação —, a desarmonia que resulta no organismo se manifesta em sintomas previsíveis no plano emocional ou no físico. Esses planos são interdependentes: um desequilíbrio da psique que não é tratado pode baixar a resistência às doenças ao afetar a fisiologia do sistema imunológico. Do mesmo modo, a doença física diminui a vitalidade geral e afeta as emoções.

Aqui reside a ligação invisível entre o corpo e as emoções que Edward Bach observou, o que lhe valeu o menosprezo dos colegas. (Até os dias de hoje, muitos médicos alopatas não aceitam totalmente as ligações entre corpo e mente. Um

---

3. *Bach Flower Remedies for Horses and Riders*, Scott/Mariani, Kenilworth Press, 2000, dá uma idéia do assunto.

exemplo comum do dia-a-dia é a relação entre *stress* e erupções cutâneas. Os cremes de hidrocortisona, que apenas aliviam os sintomas e não são um tratamento viável a longo prazo, são amplamente usados para tratar coceiras na pele. Mas os terapeutas que trabalham com essências florais podem resolver esses problemas tratando os fatores que estão por trás do *stress*.)

Em total oposição ao ponto de vista material e mecanicista da ciência, segundo o qual todas as coisas são compostas de substâncias químicas e matéria, as essências florais não contêm *nenhuma* das substâncias bioquímicas das plantas das quais derivam. Leve um frasco de essências florais para análise num laboratório e vão lhe dizer que nada existe ali além de água, que serve de excipiente, e conhaque, que serve de conservante. E, em termos materiais, a análise está correta!

Mas, em termos de energia, nem tudo o que acontece na essência floral é visível aos olhos. Graças às propriedades da água, que "memoriza" e grava a informação energética no nível submolecular, à maneira de um CD ou de um disquete, é possível capturar o campo de energia da planta numa forma líquida durante o processo de potencialização da infusão ao sol. Assim, as essências florais são o campo energético vital da planta armazenado.

A energia da planta é a mesma energia que nos governa e governa todas as outras formas animadas: é a mesma energia que nos envolve e mantém unido o universo vivo. Na verdade, o organismo, o corpo, a mente e a alma do homem não são nada mais do que um reflexo das leis cósmicas inerentes à energia vital da natureza. Nós, humanos, plantas e animais, somos todos parte da mesma comunidade de seres vivos.

Está me acompanhando? Cada espécie de flor possui a freqüência vibratória específica, verificada por meio de testes e pesquisas, para corrigir um desequilíbrio vibratório específico. Desse modo, a coleção de essências florais, em que cada tipo individual tem a própria assinatura energética, pode ser comparada a uma série de diapasões altamente tecnológicos para afinar energias sutis. Quando tomamos uma essência floral cuja freqüência corresponde precisamente à freqüência de um desequilíbrio emocional que nos aflige, suas freqüências energéticas benéficas ressoam com a área desafinada e corrigem os desequilíbrios do nosso ser. À medida que as qualidades de cura se manifestam e começam a se insinuar, a dor emocional que nos aflige desaparece "magicamente". Isso não acontece num instante de revelação mas vai se insinuando aos poucos — e de repente nos damos conta de que estamos mais felizes. Corrigida a dissonância, começamos a ter acesso às nossas próprias qualidades positivas, antes comprometidas ou ocultas; a um sentimento mais intenso de segurança e motivação, a uma relação com os outros mais saudável, aberta e amorosa; a uma força vital intensificada que torna o sistema imunológico mais resistente às doenças; a níveis energéticos mais elevados, a um bem-estar maior e àquela qualidade intangível, definida como *joie de vivre*.

Nada disso é novidade: encaixa-se num padrão que se escora em milênios de pensamento científico, filosófico e espiritual, e é fortemente respaldado pelo fato de que as terapias energéticas de fato funcionam. A homeopatia, por exemplo, é uma terapia basicamente não-material que, como as essências florais, se dirige às energias sutis. A diferença é que, como emprega um espectro mais amplo de substâncias naturais, usadas de acordo com a *lei dos semelhantes*, consegue atingir freqüências mais baixas e menos sutis da energia corporal e ter um efeito terapêutico profundo e rápido sobre o corpo físico.

Algumas pessoas aceitam essas idéias sem problemas. Outras, no entanto, talvez muito mais escoladas na visão rigidamente material que temos de nós mesmos e do mundo à nossa volta, são mais resistentes a elas. Para quem acha difícil aceitar essas noções (no começo eu achei difícil, e certamente elas têm amplas implicações), eu diria para esquecer a teoria e experimentar as essências florais.

Não é uma questão de "acreditar", no sentido religioso do termo, que implica um ato de fé. A maioria das pessoas que acreditam em essências florais o faz não pelos conceitos grandiosos que elas envolvem mas porque as experimentaram com neutralidade, como no caso de qualquer produto comercialmente vendido, e perceberam que funcionam. Na verdade, o fato de que funcionam, e não a razão pela qual funcionam, é tudo o que nos interessa! Pense nas outras tecnologias, que usamos o tempo todo — computadores, telefones celulares, automóveis — sem compreender necessariamente como funcionam, contanto que funcionem. Uma essência floral é apenas uma amostra de uma tecnologia que ainda não entendemos. No momento, pode parecer inacreditável, provocando expressões de suspeita, mas imagine se pudéssemos transportar alguém no tempo — digamos um homem da Idade Média — e trazê-lo para os dias de hoje. Imagine esse homem visitando a sua casa. A televisão, o toca-CD e até mesmo a luz elétrica — coisas que hoje consideramos perfeitamente normais — o deixariam extasiado. Ou passeando de carro a 160 quilômetros por hora pela nossa paisagem moderna, ouvindo um *rock* no rádio a todo volume. Ou a bordo de um jato ou assistindo a filmes como *Starship Troopers* ou *ExistenZ*. Acho que, longe de se impressionar com as conquistas tecnológicas dos últimos séculos, ele ficaria aterrorizado, achando que somos feiticeiros ou bruxos que deveriam ir para a fogueira. Ele pediria para voltar para sua época o mais depressa possível e, lá, começaria a fazer profecias sobre o futuro de perdição da humanidade e a vinda de Satanás.

Por quê? *Porque ele não nos entenderia.* Nas palavras de Arthur C. Clarke: "Qualquer tecnologia suficientemente avançada é indistinguível da magia."

A PERSONALIDADE SUPERIOR E A INFERIOR

Muito bem, chegou a hora de deixar a teoria de lado. Vamos a um exercício.

Imagine-se de posse de todo o seu potencial como personalidade completa e generosa, à vontade consigo mesmo, livre de conflitos emocionais, cheio de amor e compaixão e atraente para os outros: do jeito que você gostaria de ser se não fossem todas as coisinhas que atrapalham. Chame de **A** essa imagem. Se ajudar, anote por escrito. Então, deixe **A** de lado.

Agora olhe-se no espelho, observe a imagem do seu rosto e seja realista. Pense em como você se relaciona com as pessoas de quem gosta. Pense em como reagiu na última vez que esteve sob *stress* no trabalho, quando chegou em casa e gritou com seu companheiro sem mais nem menos. Lembre-se da última briga que tiveram e das coisas odiosas que você disse. Lembre-se de como ficou ressentido, resmungando e com pena de si mesmo. Pense em como seria sua reação se alguém lhe apontasse com franqueza as falhas de sua personalidade. Olhe para si mesmo à fria luz do dia, sem piedade.

Chame de **B** essa imagem.

A é nossa personalidade superior, nosso eu ideal, nosso potencial, em sintonia com o mundo à nossa volta.

B é nossa personalidade inferior, nosso eu menos que ideal, como muitas vezes aparecemos na vida "real", causando atrito e tristeza.

A diferença entre **A** e **B** é a soma total de nossas fraquezas, preocupações, pensamentos ruins, bloqueios emocionais e falhas pessoais: tudo o que nos impede de ser o que poderíamos ser e de atingir o pleno potencial para a felicidade.

O objetivo deste exercício é identificar e aceitar o fato de que não somos perfeitos, de que frustramos a nós mesmos e de que somos fracos tantas vezes. Isso não é um julgamento: é como as coisas são. E estamos todos no mesmo barco!

Tudo o que fazemos na vida pode ser visto como uma luta constante entre duas forças opostas: os cruzados da personalidade superior lutando contra as hordas bárbaras da personalidade inferior. Essa dualidade se reflete num sem-número de histórias e metáforas: *MacBeth*, de Shakespeare, é a história de um homem destruído pelas falhas trágicas do próprio caráter. *Dr Jekyll and Mr Hyde*, o médico e o monstro de Robert Louis Stevenson, fala da "besta" que espreita em cada um de nós e que transforma um médico gentil e educado num animal selvagem (que perde até o título de doutor!). Você deve conhecer a imagem do anjinho num ombro e do diabinho no outro, cada um sussurrando num ouvido e tentando nos puxar para um lado. Na Bíblia, você encontra um ou outro paralelo metafórico: Eva e a serpente, a tentação de Cristo no deserto, a fraqueza de Judas e assim por diante.

Todas essas histórias têm grande ressonância, pois a oposição entre as virtudes superiores e as tentações inferiores — o atrito dinâmico produzido pela luta entre as emoções positivas e as negativas — é o que faz girar o nosso mundinho humano.

As essências florais nas relações

Nos capítulos seguintes, seguiremos o caminho de uma jornada, uma jornada pelo labirinto do amor, do companheirismo e da sexualidade, em que tantas pessoas se perdem na tentativa de encontrar e manter o companheiro que desejam e de quem precisam para serem felizes e realizadas. Nesta seção, vamos traçar o caminho de toda relação, desde o começo cheio de amor e romance, passando pelo estágio de estabilização e de transformação do casal numa equipe de trabalho, pelos momentos difíceis que a vida nos impõe, até as águas lodosas da separação, do divórcio, dos fins e dos novos começos. A cada passo do caminho, veremos as essências florais que podem nos ajudar a superar nossas falhas, a iluminar nossos sentimentos e a melhorar nossas relações. Assim, não importa em que ponto da estrada você está: haverá sempre alguma coisa para ajudá-lo a detectar os sentimentos negativos que o impedem de obter o melhor da *sua* vida.

A estrada tem muitas bifurcações, voltas e curvas. Para algumas pessoas, que ficam com o mesmo companheiro anos e anos, a jornada pode levar a vida inteira. Para outras, é um ciclo que se repete várias vezes enquanto navegam pela vida, experimentando uma variedade de relações que crescem e se extinguem. A seção principal deste livro pode ser lida de várias maneiras, refletindo a natureza individual e elástica dos relacionamentos: em linha reta, do começo ao fim, ou começando do ponto que for melhor para você. Se você está terminando uma relação e começando outra, talvez precise começar no fim e voltar para o começo. Ou talvez prefira usar o livro como uma espécie de manual para consultas. Para ajudá-lo, você encontrará no final do livro uma relação em ordem alfabética de estados emocionais negativos e de suas respectivas essências florais. Seja como for que você use este livro, sei que vai colher das essências florais os mesmos benefícios que tantos outros colheram.

Bon voyage!

Essências florais Tratadas neste Livro

AGRIMONY (Bach)	Supersensível à desordem; tortura interior enquanto tenta parecer animado por fora
ALOE VERA (FES)	Estados de esgotamento ou gasto excessivo de energia; ajuda a equilibrar atividade e repouso
ALPINE LILY (FES)	Problemas da mulher com sexualidade e atributos femininos; ajuda a aceitar a condição de mulher
BABY BLUE EYES (FES)	Dificuldade para confiar nas pessoas e no mundo em geral; inseguro, defensivo
BASIL (FES)	Não consegue integrar a vida sexual e a espiritual; acredita que o sexo é impuro e sujo
BAUHINIA (Aust)	Rigidez diante de idéias novas, estilos de vida e culturas diferentes
BEECH (Bach)	Estados de intolerância e crítica indevida com relação aos outros; atitude sentenciosa
BILLY GOAT PLUM (Aust)	Aversão ao sexo e à própria sexualidade; incapacidade para os prazeres sensuais
BLACK COHOSH (FES)	Vítima de relações ou estilos de vida, passados ou presentes, marcados por abuso, violência ou dependência

BLACK-EYED SUSAN (Aust)	Importante remédio contra o *stress*; tendência a trabalhar demais, a viver correndo; incapacidade de relaxar
BLEEDING HEART (FES)	Dependência emocional; dá tanto de si nas relações que afasta as pessoas
BLUEBELL (FES)	Insegurança e dificuldade de compartilhar; apegado a posses materiais
BORAGE (FES)	Desânimo; falta de coragem e de otimismo
BORONIA (Aust)	Pensamentos obsessivos e indesejados; saudade e mágoa
BOTTLEBRUSH (Aust)	Problemas com mudança: gravidez, puberdade, aposentadoria, menopausa etc.; medo de mudança
BUSH GARDENIA (Aust)	Preocupado demais com a carreira ou com os próprios interesses, negligencia as pessoas de quem gosta
BUSH IRIS (Aust)	Preso demais à vida material; excesso físico; sem contato com o eu superior
BUTTERCUP (FES)	Falta de apreço por si mesmo e pela própria vida, que considera sem importância
CALENDULA (FES)	Falta de comunicação, receptividade e calor nas relações; verbalmente mordaz
CALIFORNIA PITCHER PLANT (FES)	Sem contato com desejos instintivos e sentimentos físicos e sexuais
CALLA LILY (FES)	Confusão a respeito da identidade sexual; falta de integração de qualidades masculinas e femininas
CAYENNE (FES)	Estagnação emocional, sensação de preguiça ou de estar preso à rotina; precisa de um catalisador ou de um empurrão
CENTAURY (Bach)	Quer agradar e servir, mas à custa das próprias necessidades; muito sensível às exigências dos outros

CERATO (Bach)	Inseguro acerca do próprio discernimento; é desviado pelos outros com freqüência
CHAMOMILE (FES)	Perturba-se com facilidade; humor instável, altos e baixos emocionais freqüentes
CHERRY PLUM (Bach)	Grande tensão com medo de perder o controle e de se deixar levar por pensamentos ou atos pavorosos
CHESTNUT BUD (Bach)	Desatenção e falta de concentração; incapacidade de aprender com os erros
CHICORY (Bach)	Ranzinza e voltado demais para si mesmo, não se importa com os outros, que tende a prender junto a si
CLEMATIS (Bach)	Alheio à realidade do presente; vive num mundo de sonhos
CONFID ESSENCE (Aust)	Combinação de essências para problemas de insegurança
CRAB APPLE (Bach)	Incapaz de superar aspectos "vergonhosos" da personalidade, desespera-se com eles
CROWEA (Aust)	Sentimentos de preocupação, ansiedade e mal-estar, às vezes sem razão aparente
DAGGER HAKEA (Aust)	Amargura, ressentimento entre pessoas queridas; rixas, separações, ressentimentos, falta de comunicação
DANDELION (FES)	Tendência a sobrecarregar a vida com atividades, sem tempo suficiente para relaxar
DEERBRUSH (FES)	Falta de honestidade e franqueza nas relações; necessidade de abrir os olhos para as próprias motivações ocultas
DOG ROSE (Aust)	Insegurança, sensação de inutilidade, vergonha, medos e diminuição da vitalidade
DOGWOOD (FES)	Tensão física vinda da repressão a emoções fortes, talvez por causa de maus-tratos ou abuso sexual no passado

EASTER LILY (FES)	Crescimento espiritual inibido pelo sentimento de que o sexo é impuro ou errado
ELM (Bach)	Sensação de estar sobrecarregado e esmagado por tarefas tremendas
EMERGENCY ESSENCE (Aust)	Equivalente australiano do *Rescue Remedy*, de Bach, é uma combinação de essências para traumas agudos, pânico, choque
EVENING PRIMROSE (FES)	Foge de relações emocionais mais próximas e tem aversão à sexualidade por causa do sentimento de rejeição que vem da falta de vínculo com a mãe na infância
FAIRY LANTERN (FES)	Incapacidade ou falta de disposição para assumir responsabilidades devido a um desenvolvimento prejudicado na infância que levou à imaturidade na vida adulta
FIVE CORNERS (Aust)	Insegurança com desgosto pela aparência física; retraimento
FLANNEL FLOWER (Aust)	Aversão por contato físico ou intimidade, muitas vezes relacionada a mágoa passada; falta de sensibilidade
FORGET-ME-NOT (FES)	Pesar e tristeza pela perda de um ente querido
FRINGED VIOLET (Aust)	Seqüelas de trauma, choque, dor ou abuso; medo de que o mesmo se repita
GARLIC (FES)	Energia e vitalidade drenadas pela negatividade dos outros
GENTIAN (Bach)	Desânimo e relutância para se envolver com o mundo
GOLDEN EAR DROPS (FES)	Lembranças dolorosas e bloqueadas da infância, provocando no presente problemas emocionais sem explicação
GOLDENROD (FES)	Incerteza a respeito da própria identidade;

	aberto demais à pressão e às influências dos outros
GORSE (Bach)	Desesperança e retraimento que impedem uma participação ativa na vida
HIBISCUS (FES)	Incapacidade de integrar conceitos de amor e sexualidade; medo da intimidade
HOLLY (Bach)	Fica facilmente aborrecido e irritado com situações desagradáveis; raiva; ciúme
HONEYSUCKLE (Bach)	Vive no passado; acredita que a felicidade nunca se repetirá no futuro
HORNBEAM (Bach)	Mentalmente esgotado; indiferença; sensação de "segunda-feira de manhã"
ILLAWARRA FLAME TREE (Aust)	Medo da responsabilidade; problemas com compromissos; sentimento de rejeição
IMPATIENS (Bach)	Clareza e agilidade mental, mas espera o mesmo dos outros; tendência a ficar impaciente, frustrado, com necessidade de assumir um papel de liderança
ISOPOGON (Aust)	Sem contato com as emoções; tendência a controlar os outros; incapacidade de tirar lições da vida
KANGAROO PAW (Aust)	Falta de sensibilidade; leviandade; inaptidão social; pouca capacidade de comunicação
KAPOK BUSH (Aust)	Apatia; resignação; falta de energia ou força de vontade
LADY'S SLIPPER (FES)	Exaustão nervosa e incapacidade sexual devido à diminuição da força interior e à falta de energia
LARCH (Bach)	Auto-estima baixa; desacorçoado e atrapalhado diante da vida
LITTLE FLANNEL FLOWER (Aust)	Sem contato com a criança interior; não sabe se divertir, falta de humor e de espontaneidade

LOVE-LIES-BLEEDING (FES)	Sofrimento emocional intenso e melancolia profunda por incapacidade de ir além da dor pessoal e chegar a uma consciência mais ampla e compassiva
MALLOW (FES)	Dificuldades para confiar nos outros e se abrir para relações afetuosas
MANZANITA (FES)	Sentimentos negativos e aversão pelo corpo e pela sexualidade
MARIPOSA LILY (FES)	Problemas com o vínculo entre mãe e filho ou dentro do grupo familiar; hostilidade pelo feminino
MIMULUS (Bach)	Medos cotidianos de situações, pessoas, de acontecimentos iminentes; timidez
MOUNTAIN DEVIL (Aust)	Incapacidade de se livrar de emoções tóxicas como raiva, ódio, suspeita e ciúme
MULLEIN (FES)	Indecisão; incapacidade de escutar a própria verdade interior; fraqueza e confusão
MUSTARD (Bach)	Diminuição das reservas de energia, trazendo depressão e melancolia
OLIVE (Bach)	Exaustão e incapacidade de dar conta dos compromissos diários
PAW PAW (Aust)	Incapaz de se decidir entre opções; esmagado por problemas aparentemente insuperáveis
PEACH-FLOWERED TEA TREE (Aust)	Mudanças de humor; medo de doença
PINE (Bach)	Estados de culpa e de auto-reprovação que pesam demais na consciência
PINK MONKEYFLOWER (FES)	Vergonha, culpa; esconde dos outros o verdadeiro eu; sensível e tímido demais
PINK MULLA MULLA (Aust)	Dor e mágoa devido a experiências passadas; medo de ser magoado novamente

ESSÊNCIAS FLORAIS TRATADAS NESTE LIVRO

PRETTY FACE (FES)	Preocupação excessiva com aparência física e beleza exterior; medo de envelhecer
PURPLE MONKEYFLOWER (FES)	Dependente demais de influências espirituais ou religiosas, convencionais ou ocultas; falta de coragem interior para encontrar o próprio caminho
QUAKING GRASS (FES)	Conflito ou jogo de poder no grupo familiar; incapaz de se ver no contexto do grupo
RED CHESTNUT (Bach)	Excesso de preocupação com o bem-estar ou segurança de outra pessoa; impotência para salvá-la
RED GREVILLEA (Aust)	Depende demais dos outros, é facilmente afetado pela crítica alheia; preso à rotina
RESCUE REMEDY (Bach)	Combinação para uso em situações de *stress* agudo
ROUGH BLUEBELL (Aust)	Tem grande necessidade de amor e afeto mas é incapaz de corresponder; tende a usar as pessoas, falta de compaixão
SCLERANTHUS (Bach)	Grande incerteza vinda da indecisão diante de diferentes opções; vacilação constante
SEXUALITY ESSENCE (Aust)	Combinação que favorece a entrega sexual, a renovação da paixão, a diminuição da vergonha
SHE-OAK (Aust)	Problemas emocionais da mulher que afetam a capacidade de conceber
SLENDER RICE FLOWER (Aust)	Tacanhice, intolerância e racismo
SNAPDRAGON (FES)	Maneira de falar rude ou crítica demais, devido ao mau uso de energias
SOUTHERN CROSS (Aust)	Sente-se vítima do destino, da vida ou das pessoas; sentimento de pobreza; preconceito de classe social

STAR OF BETHLEHEM (Bach)	Perda, choque, trauma e seus efeitos subseqüentes, mesmo que seja anos depois
STICKY MONKEYFLOWER (FES)	Medo de expor o eu interior aos outros; medo da intimidade e de proximidade
STURT DESERT PEA (Aust)	Mágoa e tristeza mal resolvidas; "dor no coração"; incapacidade de liberar as emoções
STURT DESERT ROSE (Aust)	Falta de auto-estima que vem de culpa por ações passadas; remorso e autocrítica
SUNFLOWER (FES)	Equilibra a segurança, para que não seja grande demais nem pequena demais
SWAMP BANKSIA (Aust)	Falta de entusiasmo pela vida por causa de *stress*, excesso de trabalho, frustração
SWEET CHESTNUT (Bach)	Dor e mágoa inconsoláveis — "a noite escura da alma"
TALL YELLOW TOP (Aust)	Sentimento de alienação e de não pertencer a lugar nenhum; sensação de não ser amado; sem contato com sentimentos verdadeiros
TIGER LILY (FES)	Equilibra os aspectos masculinos e femininos da personalidade: homens agressivos ou competitivos demais, mulheres sensíveis, sentimentais ou submissas demais; equilibra as virtudes masculinas e femininas
TRUMPET VINE (FES)	Dificuldade de expressão oral, seja por problemas de fala ou falta de vitalidade
VERVAIN (Bach)	Entusiasmo excessivo por idéias, tentando converter os outros para as suas posições
VINE (Bach)	Considera-se um líder e tenta controlar os outros contra a sua vontade
VIOLET (FES)	Guarda-se para si mesmo; frio e distante por fora mas, na verdade, profundamente tímido, vulnerável e solitário
WALNUT (Bach)	Sensível e vulnerável demais à influência externa; mudanças perturbadoras

WATER VIOLET (Bach)	Orgulho, indiferença, considera-se superior aos outros
WEDDING BUSH (Aust)	Incapacidade de se comprometer numa relação, tendendo a pular de uma para a outra e perder o interesse
WHITE CHESTNUT (Bach)	Aflição mental; preocupações intensas que impedem o envolvimento no presente
WILD POTATO BUSH (Aust)	Sente-se limitado pelo corpo físico; incapaz de progredir na vida
WILD ROSE (Bach)	Apatia e retraimento diante de circunstâncias desfavoráveis; desiste de lutar
WILLOW (Bach)	Sente-se desfavorecido pelo destino ou maltratado pelos outros; ressentimento, amargura
WISTERIA (Aust)	Problemas sexuais das mulheres; homens que negam seu lado mais sensível; medo de intimidade em ambos os sexos
WOMAN ESSENCE (Aust)	Combinação para harmonizar desequilíbrios sentidos durante a menstruação ou a menopausa
YELLOW COWSLIP ORCHID (Aust)	Falta de calor e capacidade para aceitar os outros; crítico e sentencioso demais
YELLOW STAR TULIP (Aust)	Falta de compaixão e sensibilidade nas relações; incapacidade de sentir o efeito que causa nos outros
ZINNIA (FES)	Leva a vida muito a sério; falta de leveza e de disposição para brincar

Capítulo Um
À Procura do Amor

À procura do amor... esse é um barco em que todos nós já entramos ou vamos entrar. Não há como fugir. A procura do amor ocupa e domina a vida de milhões e milhões de pessoas de todas as idades, raças e religiões, no mundo inteiro e em todas as épocas. Como tema ou idéia, a busca de um novo amor está presente há séculos na literatura, na arte e na música, e predomina ainda na ficção romântica, nas revistas, nas telenovelas e nos programas de auditório. As letras de música estão abarrotadas desse assunto — enquanto escrevo, estou ouvindo algumas velhas canções dos Beatles: "Love me Do", "I Wanna Hold Your Hand", "She Loves You" e assim vai! O tema não tem época — os sentimentos expressos nessas canções continuam reais e relevantes hoje para as mesmas pessoas que as ouviram pela primeira vez há 35 anos. Velho ou jovem, qualquer um pode estar em busca do amor!

Os enredos de filme estão cheios de amor. O romance é onipresente nos filmes, o que explica o interesse universal por eles. O que poderia ser melhor para temperar e dar profundidade emocional a uma velha história, como a do naufrágio do *Titanic*, do que uma trama secundária comovente sobre um trágico amor entre dois jovens? O filme teria sido o sucesso que foi sem a história de amor entre os personagens de Leonardo DiCaprio e Kate Winslet? Creio que não. Foi esse tema que atraiu milhões de espectadores, não o espalhafato de efeitos especiais.

Como as histórias, filmes e canções deixam copiosamente claro, a estrada para um novo amor pode ser bastante pedregosa. Ela é cheia de todos os tipos de armadilhas e perigos ocultos e, em geral, é muito mal sinalizada.

Se o amor é um jogo de xadrez, nossas emoções são ao mesmo tempo peões e jogadores. São os bloqueios e barreiras do coração e da mente que fazem o jogo parecer tão difícil. Mas se pudermos começar a identificar esses bloqueios e barreiras, arrastá-los a murros e pontapés para a luz do sol e dissolvê-los com a ajuda de nossos novos amigos, as essências florais — o que se espera que este livro lhe mostre —, tornaremos as coisas consideravelmente mais fáceis para nós.

Não procure demais!

Esse conselho pode parecer estranho num capítulo que se propõe a ajudá-lo a encontrar o amor. Mas pense um pouco. Todos sabem que quanto mais buscamos alguma coisa, mais desesperados ficamos; quanto mais desesperados ficamos, mais irracionais nos tornamos; e quanto mais irracionais, mais tolos ficamos — e mais probabilidades temos de nos enganar e fazer escolhas erradas. Há muito Ouro de Tolo naquelas colinas... por isso, pare um pouco e vá com calma!

Isso não quer dizer que a procura por um companheiro deva ser reduzida a um exercício cerebral frio e calculista, pois isso seria horrível. Mas em tudo é preciso atingir um estado de equilíbrio. Equilíbrio é tudo, nossa Regra de Ouro para a vida. E liberdade é vital, liberdade para fazer as próprias escolhas, livres de influências externas que nos afastem do caminho da sabedoria interior. O amor vem do coração e não da cabeça, como todo mundo sabe. Mas o coração não precisa ser um instrumento exclusivo dos impulsos e das paixões descontroladas. Usando essências florais para nos aproximar do eu superior (lembra do exercício que fizemos antes?), permitimos que o coração desenvolva a sabedoria de que precisamos para atingir o equilíbrio na busca do amor. Se preferir, pode chamá-la de inteligência emocional.

Uma outra regra para você: *ande, não corra*! Se você está atrás do amor como um cachorrinho correndo atrás de um osso ou de um pedaço de pau, pare, olhe para si mesmo e pense melhor. Pense assim: você está numa posição, em termos do seu estado mental e emocional, em que é plenamente capaz não apenas de receber amor mas, o que é mais importante, de *dar* amor. Leia essa frase de novo e pondere com calma sobre o seu significado. O amor é uma grande responsabilidade — e exige um coração grande e responsável.

A procura do amor é uma estrada de mão dupla. Alguém lá fora também está à sua procura, neste exato momento. É você que essa pessoa procura, não a imagem em que tanta gente se esconde: a conversa, a aparência, as roupas, a casa, o salário, o carro... essas coisas não passam de frivolidades, de armadilhas baratas de uma cultura de consumo. Estamos falando de você, genuíno e verdadeiro que é. Se você encontrar esse seu eu verdadeiro e deixar que o maravilhoso processo do destino siga seu curso, o amor que vai encontrar e gerar com seu parceiro será de qualidade superior e bem mais duradouro.

Segurança

Uma atitude segura (não confunda com *arrogante*, por favor!) é um dos recursos de que precisamos antes mesmo de começar a procurar o amor. Muitas pessoas sofrem por insegurança, um problema que tem diferentes origens e pode se manifestar de várias maneiras. Quem mais sofre com a insegurança são os jovens — e particularmente os adolescentes, para quem o circo dos relacionamentos, do amor e da sexualidade é novo e inexplorado. As essências florais são o melhor recurso para superar a timidez e adquirir a segurança necessária para nos apresentar da maneira desejada — seja qual for a nossa idade.

Afinal de contas, é preciso coragem para chegar perto da pessoa que você

❏ admira

❏ adora

❏ adora de maneira insana e morreria por ela

(ponha um X no quadradinho mais apropriado) e puxar uma conversa que — quem sabe? — pode levar a algo muito, muito especial.

É claro, você pode fazer o que tantos fazem e recorrer aos efeitos lubrificantes de uma bebida. Isso dá mesmo uma espécie de coragem. Mas não é melhor ir diretamente (em linha reta) até essa pessoa, com um brilho cativante no olhar, uma segurança natural, uma conversa fluente, do que tropeçando com os olhos injetados, uma falsa bravura e falando mole como um idiota (para não falar do bafo de uísque!)? A pergunta que devemos fazer a nós mesmos é: quero mostrar meu verdadeiro rosto ou quero mostrar uma máscara?

Neste ponto, vamos chamar as estrelas do espetáculo, começar a analisar algumas essências florais de verdade e ver como elas podem ajudar. (Pode ser útil também consultar a lista de essências florais das páginas 25 a 33.)

Uma das essências clássicas mais conhecidas e mais usadas para a insegurança é **Larch**, da família de essências Bach. Ela é indicada para pessoas que, ao se comparar com os outros, se acham fracassadas. Elas se sentem inferiores sob todos os aspectos e dizem coisas como "Eu nunca conseguiria fazer isso". Suas expectativas são sempre negativas, e, assim, negam a si mesmas a oportunidade de experimentar coisas com que saberiam lidar muito bem. Ao conversar, elas parecem modestas, mas não se trata de modéstia verdadeira mas do medo arraigado de enfrentar qualquer coisa e de aceitar desafios. Em alguns casos, diante de algum desafio, essas pessoas chegam (e já vimos isso acontecer mais de uma vez!) a ficar misteriosamente doentes, com uma conveniente dor de cabeça ou se "sentindo esquisitas". Esse é um mecanismo de esquiva provocado pela insegurança. Larch inverte tudo isso: os desafios são aceitos, as coisas não mais parecem impossíveis e a pessoa começa a redescobrir sua segurança.

Um outro tipo de essência floral bastante usada, também do repertório Bach, é **Mimulus**. Essa essência ajuda pessoas com medos cotidianos que incomodam e, especialmente, nervosismo diante de determinadas pessoas, afazeres, situações e acontecimentos. Ela é indicada também para a timidez em geral e, nesse sentido, é excelente para jovens e adolescentes. Digamos que você tem 16 anos e vai a uma festa na semana que vem, em que é provável que encontre a pessoa dos seus sonhos — ou por quem está perdidamente apaixonado. Não é absurdo supor que a expectativa seja suficiente para lhe gelar o sangue toda vez que pensa no assunto, pondo-o em estado de pânico. "E se ela se levantar e vier falar comigo?"; "O que vou dizer?"; "Eu não danço bem, ele vai me achar um idiota"... etc. Isso indica que nosso imaginário (mas que é real, muito real!) adolescente (ou adulto, por falar nisso) está pedindo Mimulus — pelo medo antecipado da festa e de encontrar aquela pessoa — e também **Larch** — pelo sentimento subjacente de inferioridade. Essas duas essências, tomadas durante uma ou duas semanas antes da festa, são suficientes para provocar um verdadeiro impacto e diminuir o medo associado ao evento.

Existem outras essências, é claro, que tratam mais ou menos dos mesmos tipos de problema, e tudo o que temos a fazer é descobrir o remédio que se encaixa melhor na descrição do estado em que nos encontramos. Temos a essência floral australiana **Dog Rose**, que pode ser usada para o mesmo tipo de medo da essência **Mimulus**, de Bach, e especialmente em caso de timidez pronunciada na companhia de outras pessoas. Esse tipo de medo tem o efeito de diminuir nossa vitalidade: não há como brilhar quando estamos complicados por dentro. Tampouco seremos permeáveis ao amor. Assim, no que diz respeito ao jogo do amor, o medo é definitivamente indesejável!

Outra essência muito apropriada para esse propósito é **Five Corners**. Esse é outro remédio clássico para adolescentes, uma vez que se destina especificamente à falta de auto-estima relacionada ao corpo — embaraço, até mesmo vergonha, pela aparência ou pela impressão causada. Nesse tipo de estado emocional, comum entre meninas adolescentes, é muito difícil deixar de lado o que vemos como imperfeição em nossa aparência. A baixa na auto-estima que isso gera pavimenta o caminho para uma personalidade "esmagada" e reprimida e para a dificuldade de aceitar qualquer elogio vindo dos outros. Pessoas assim querem passar despercebidas, e suas roupas desmazeladas e ombros caídos não contribuem em nada para atrair o interesse de alguém. Auto-estima, vitalidade, segurança e alegria de verdade é o que se consegue de positivo com o uso dessa essência floral. E ela não serve apenas para os mais jovens. Muitas pessoas desenvolvem preocupações e incertezas relacionadas à aparência à medida que os anos passam e o corpo começa a mostrar sinais da idade. Elas ficam muito autoconscientes, com medo da impressão que possam causar. Mais uma vez, **Five Corners** é de muita utilidade.

Crab Apple já foi chamada de "a purificadora" por sua capacidade de dissipar sentimentos de desgosto por si mesmo associados à sensação de sujeira, contaminação ou imperfeição física. Ela já provou seu valor várias vezes em casos destrutivos de acne emocional, que geralmente aflige jovens e adolescentes. Pessoas com esse tipo de problema de pele podem ficar tão envergonhadas que têm vontade de se enterrar num buraco bem fundo. A segurança delas, especialmente na esfera social, fica aos pedaços e qualquer medo que possam ter de rejeição por parte de pessoas do sexo oposto é amplificado várias vezes. Crab Apple nos ajuda a perceber que é possível conviver muito bem com probleminhas como esse. Tratamos uma jovem com uma leve acne facial que, para ela, era visível a quilômetros de distância. Ela achava que os outros a viam como uma pústula gigante numa pessoa pequenininha! Depois de pouco tempo tomando **Crab Apple**, **Five Corners** e **Larch**, ela já conseguia rir do seu problema; pouco tempo depois a acne sumiu por conta própria.

Billy Goat Plum tem propriedades semelhantes às de **Crab Apple**, tratando sentimentos de desgosto e aversão por si mesmo, especialmente no nível físico. Ambas são extremamente úteis em casos de atitude negativa com relação ao sexo e à sexualidade, que vamos discutir mais adiante.

OUTRAS ESSÊNCIAS PARA A SEGURANÇA:

Sunflower ajuda a trazer para fora uma radiância interior semelhante à do sol. Potencialmente, todos nós a temos — ela se reflete na linguagem quando dizemos "você está deslumbrante", quando falamos de "personalidade radiante" e de "caráter brilhante" e no conceito de "calor humano" — mas em muita gente (provavelmente na maioria) ela está bloqueada e incapaz de brilhar.

Mallow ajuda quem está inseguro e com dificuldade para vencer barreiras sociais, talvez com medo da rejeição — o que acaba bloqueando a capacidade de enviar e receber mensagens positivas e amistosas. Calor e personalidade são as metas positivas dessa essência floral norte-americana.

Bottlebrush é especialmente indicada para os adolescentes, ajudando-os em períodos de mudança, em que tendem a ficar vulneráveis e inseguros. A essência **Walnut** funciona de maneira muito semelhante.

Trumpet Vine é de ajuda para os que têm pequenos problemas de fala que se agravam em situações em que ficam intimidados ou com vergonha. Em situações sociais, permite que a pessoa projete uma imagem mais interessante e atenua a tendência a falar de maneira monótona e inexpressiva.

Pink Monkeyflower, outra planta da família Mimulus, age em estados acentuados de timidez e retraimento, com profundo sentimento de inadequação e medo de chegar perto demais dos outros. (Como esse estado emocional extremo pode ter conotações mais sérias, veja a nota sobre essa essência na página 51.)

Às vezes, pessoas que parecem frias, distantes e até rudes, escondem uma insegurança básica. Muitas pessoas que se comportam assim são na verdade muito solitárias e adorariam conviver socialmente — só que acham difícil confiar nos outros e às vezes têm medo de perder o senso de identidade na multidão. **Violet** é o remédio floral que ajuda a tratar esse tipo de falta de segurança.

Confid Essence é uma combinação de quatro essências australianas indicada para uma vasta gama de problemas relacionados à insegurança: falta de auto-estima, culpa, timidez, falta de convicção e sensação de ser uma vítima.

REJEIÇÕES, HUMILHAÇÕES E FALSOS COMEÇOS

Chegar ao primeiro degrau da escada pode ser uma conquista digna de orgulho para muitos, mas nem sempre garante uma escalada sem problemas até o topo!

Quem já teve a experiência, nunca se esquecerá da dor da primeira rejeição de verdade que sofreu. Você se abre para uma pessoa, oferece o que tem de mais vulnerável, e ela o abate em pleno vôo. Ou, pelo menos, é o que você sente. Ai! Com um baque desses, nossa segurança rola de volta ao começo da escada! Mais duros ainda para as emoções são os momentos em que somos rejeitados e maltratados por alguém que parecia maravilhoso, a pessoa certa, com quem sonhávamos ter uma relação gratificante. Reagimos a esses sofrimentos de diferentes maneiras, conforme o nosso caráter e maneira de encarar a vida. Às vezes, enxugamos uma lágrima, damos de ombros e seguimos em frente, tendo aprendido a lição. Mas, em geral, as primeiras frustrações, rejeições e humilhações nos afetam profundamente.

Eis alguns exemplos de reações emocionais comuns:

Raiva: *Levei um chute nos dentes de alguém de quem gosto de verdade. Estou com tanta raiva que não consigo parar de pensar nisso!*	Sugestões de florais? **Holly**, para o ressentimento que, mesmo justificado, é perturbador e doloroso (é verdade que a raiva fere mais quem a sente). Neste caso, o remédio nos permite guardar uma certa distância dos sentimentos ressentidos e hostis. **Mountain De-**

	vil age de forma semelhante, quando é difícil espantar a raiva e os pensamentos negativos. **Dagger Hakea** e **Willow**, para quando nos sentimos tão maltratados que o ressentimento se transforma numa amargura tão profunda que acaba influenciando negativamente nossa atitude diante dos outros.
Devastação: *Estou tão triste que quero me enrolar todo e morrer.*	Muitas vezes, os jovens reagem com força à rejeição porque dão muito de si nas ligações românticas. Para tratar a tendência às "paixonites" seguidas de estados agudos de dor de cotovelo, um bom remédio é **Bleeding Heart**, ou Coração Sangrando, um nome bastante apropriado. Para a tristeza muito forte e a sensação de perda, experimente **Sturt Desert Pea**.
Nostalgia: *Saí com ela só uma vez e levei um fora, mas mesmo assim não consigo tirá-la da cabeça. Fecho os olhos e vejo seu rosto. Acho que nunca mais vou conseguir olhar para uma garota.*	**Honeysuckle** trata aqueles estados em que ficamos absorvidos no passado e não conseguimos nos concentrar no presente ou no futuro, ou em que somos arrebatados por lembranças tristes e românticas que não vão se repetir. Quando somos tomados por pensamentos obsessivos, definhamos por alguma coisa ou sentimos o coração partido, **Boronia** também ajuda.
Desânimo: *Estou deprimido e não tenho mais confiança em mim mesmo!*	Quando uma adversidade afeta a confiança e a auto-estima, ainda mais no caso de quem está começando a recuperá-las, o melhor remédio é **Gentian**. Essa essência é indicada para pessoas que atingiram uma verdadeira baixa emocional, relutando para se envolver com qualquer coisa: ficam apáticas e indife-

	rentes, sem interesse pelo mundo à sua volta. Com a essência, fica mais fácil superar a insegurança e voltar a se erguer. **Larch** também ajuda a dissipar essa sensação penetrante de incerteza.
Embrutecimento: *Eu não preciso de ninguém. O amor só machuca — é um jogo para tolos.*	**Pink Mulla Mulla** é para pessoas que, tendo sido magoadas, constroem uma muralha emocional à sua volta e fogem do contato com os outros. A essência alivia a suspeita e o embrutecimento, favorecendo o calor e a intimidade. **Flannel Flower** é especialmente indicada para homens que fogem da intimidade e se refugiam numa concha protetora, perdendo talvez um pouco de sua sensibilidade. Na raiz desse problema, há muitas vezes uma rejeição ou mágoa passada.

A PRESSÃO DOS OUTROS

Quando nos falta segurança, quando não temos clareza a respeito de nós mesmos e de nossa relação com a vida e com o mundo, precisamos de uma rocha em que nos agarrar. Muitos se orientam de acordo com seu grupo social, deixando que as idéias e os atos dos outros moldem sua maneira de pensar e agir. Neste caso, a questão é desenvolver independência e liberdade emocional e intelectual para não cair inadvertidamente sob a influência dos outros.

É claro que, como animais sociais organizados numa sociedade estruturada e ordenada, parte do nosso aprendizado consiste em aceitar "dicas" dos outros e seguir um padrão preestabelecido. Eu não ouso advogar uma anarquia completa, pelo menos publicamente! No entanto, como foi dito antes, é preciso atingir um equilíbrio que nos permita funcionar como parte do rebanho e também como indivíduo livre. Há muitas influências externas agindo sobre nós que podem ser nocivas quando nos deixamos prender em suas garras.

A propaganda, que — não se enganem — é um recurso psicológico eficaz e sofisticado, focaliza particularmente o universo das questões sexuais. E boa parte dela é voltada para o jovem, exercendo cada vez mais pressão para que ele se conforme às imagens de sucesso e aos modelos de vida adulta que lhes são impostos pela mídia. Numa época da vida em que estão com os hormônios em torvelinho, eles podem perder a perspectiva e ficar completamente confusos. Com esses modelos de vida cada vez mais fortalecidos, a pressão para se conformar a eles vem não apenas da mídia, mas também do grupo social. É como ser pego num fogo cruzado!

Uma das forças mais destrutivas dessa pressão é a exercida sobre o jovem para que experimente o sexo o mais cedo possível. Se fosse possível remover todos os vestígios dessa pressão, os jovens descobririam o sexo no seu próprio tempo. A experiência seria muito mais positiva e saudável, promovendo o crescimento natural da personalidade em desenvolvimento, e não uma corrida de ratos para ver quem faz primeiro.

Muitas vezes, a depressão e a angústia entre os jovens e adolescentes se deve ao que chamamos de "síndrome da última virgem": "Sou a última virgem da face da terra. Todos os meus amigos já fizeram sexo e eu fiquei para trás. Eu me sinto estúpida e sem graça."

Um sentimento muito comum. **Cerato** favorece o contato com a sabedoria interior e a capacidade de pensar de maneira independente. É uma essência indicada para pessoas que precisam de alguém para guiá-las: dependem tanto do exemplo dos outros que parecerem ingênuas e estúpidas. Mas isso não é verdade: sua força e intuição é que foram bloqueadas. Com o remédio, podem até descobrir que os amigos contam muitas mentiras sobre suas conquistas sexuais. **Larch** também pode ajudar, pois dá coragem para ignorar a influência dos outros.

Goldenrod fortalece a personalidade contra a influência dos laços grupais e da expectativa social, permitindo-nos ser mais individualizados, mais autênticos e fiéis a nós mesmos

Centaury nos mantém no caminho, ajudando-nos a reagir às influências externas que bloqueiam e atrasam o desenvolvimento da individualidade. Muitas pessoas perdem o senso de identidade em meio a um grupo, ficando muito vulneráveis. Este remédio permite que a sabedoria interior fique livre para perguntar: "O que *eu* quero realmente?"

Walnut protege contra a força de influências externas negativas ou perturbadoras.

Buttercup ajuda pessoas que tendem a sufocar o próprio caráter com padrões convencionais de aceitação e realização, esquecendo de quem realmente são.

No caso dos meninos, a pressão das revistas masculinas, com a exploração crua e ubíqua da sexualidade feminina, pode distorcer sua visão do sexo e levar a uma forte atração pela pornografia e pela conquista sexual. Isso pode se transformar num vício que traz muita infelicidade: além de perverter a visão de Mulher que terão na vida adulta, faz com que vejam o sexo e o amor como duas entidades irreconciliáveis, o que abre caminho para a busca de sexo ilícito fora das relações mais importantes. Uma essência floral muito interessante para esse tipo de desequilíbrio é **Basil**. O uso desse remédio leva a uma compreensão muito mais equilibrada e uma visão sadia e holística de sexo e amor.

Chestnut Bud ajuda, entre outras coisas, a lidar com a impulsividade da juventude e com a incapacidade de assimilar as lições aprendidas com os erros cometidos.

Para manter as aparências

A aparência externa se transformou no fetiche da sociedade ocidental. Tudo o que fazemos como cultura parece promover a mesma fachada: um verniz de dinheiro, poder, sucesso e todas as armadilhas decorrentes. Nós nos avaliamos em termos do que temos, fazemos e aparentamos ser, e não daquilo que realmente somos. E o mais triste de tudo é que somos movidos pelo desejo de fazer com que as pessoas à nossa volta se sintam inferiores e com inveja do que temos. Competimos o tempo inteiro pela superioridade material — mas negligenciamos a alma e nossa vida emocional precisa do apoio da bebida, dos antidepressivos químicos e do estímulo imediato da recompensa material. Na interação com os outros, não mostramos a eles nosso ser verdadeiro, mas um rosto de plástico, uma máscara. Esse comportamento está profundamente entranhado na psique coletiva, com estereótipos de ambos os sexos enraizados em nossa mente.

Os terapeutas que ajudam as pessoas a lidar com problemas emocionais atendem muito menos homens em suas clínicas do que mulheres. Isso ocorre porque, em geral, os homens são condicionados a não revelar seu lado emocional, sobretudo a um estranho. Isso seria, acreditam eles, sinal de uma terrível fraqueza que depreciaria sua masculinidade. É claro que os homens têm um sem-número de problemas emocionais. Mas, para manter as aparências, para manter a imagem de força, escondem seus problemas. Muitas vezes, afogam a dor na bebida e, cada vez mais, nas drogas. Com isso, mantém o sorriso no rosto, mesmo estando por dentro em agonia emocional. De tempos em tempos, vemos essa agonia emocional se expressar em forma de violência, especialmente quando a bebida é muita. Outras vezes, homens embriagados fraquejam e choram aos baldes. Na nossa experiência, uma das melhores essências para isso é **Agrimony**. Ela é indicada para pessoas que dependem de estimulantes artificiais ou antidepressivos para manter uma fachada alegre. Diminuindo delicadamente a pressão interior da negatividade emocional ou mental, faz com que seja mais fácil para essas pessoas conversar com alguém sobre seus problemas. (**Flannel Flower** e **Wisteria**, usadas em conjunto, ajudam os homens a deixar de lado a imagem artificial de macho e expressar o lado mais delicado e frágil de sua natureza.)

A publicidade é eficaz para perpetuar a imagem falsa que os homens têm de si mesmos: *"Compre este carro grande e potente que as mulheres desejarão dormir com você! Vai lhe custar apenas dois anos de salário: não vale a pena?"* Ou, *"Use este relógio robusto de aço inoxidável, que de longe parece um Rolex. É um relógio de macho e as mulheres vão desmaiar como se você fosse o James Bond"* Ou, *"Use nosso suplemento alimentar megaprotéico — você ficará com o peito e os ombros de Arnold Schwarzenegger! E as mulheres vão..."* etc., etc.

Recentemente, fui assistir ao filme *Gladiator*. É excitante e vigoroso, um filme "de homem", com um jeito de história em quadrinhos. A história é agradável, duas horas de escapismo. Mas, na saída do cinema, foi interessante ver os homens pisando forte na rua, cheios de fúria e testosterona, com relâmpagos nos olhos. Quase que dava para ouvir o tinir das armaduras e o clangor das lanças e das espadas. As mulheres, que eram uns trinta por cento do público, saíram com uma aparência perfeitamente normal, como pessoas que viram um espetáculo razoável, com uma boa trama, e que voltavam agora para a vida real. Isso mostra que muitos homens são facilmente atraídos pelo engodo e pela influência da imagem artificial de si mesmos.

Para homens que acreditam nessa imagem comercial, perdendo-se numa visão *prêt-à-porter* do que devem ser e de como devem se comportar, são indicadas essências que aumentam a segurança e abrem espaço para a individualidade, como **Larch**, **Cerato**, **Goldenrod** e **Buttercup**, mencionadas antes.

À sua maneira, as mulheres também sucumbem ao culto da fachada. Para elas, que têm o corpo e a identidade sexual tão comercializados, a "máscara" é de tal importância que muitas se recusam a aparecer em público sem aquele acessório vital, a maquiagem. Elas têm medo de mostrar seu verdadeiro rosto, a verdadeira mulher sob o verniz polido e embelezado. Preferem se escravizar ao dogma social que apresenta a Mulher como um objeto a ser avaliado e admirado apenas pela aparência física. O cabelo e as roupas têm que satisfazer os mesmos critérios e ficamos chocados quando uma mulher deixa de depilar as pernas e as axilas. É claro que, por respeito aos outros e a nós mesmos, devemos manter determinados padrões. Mas repito que é preciso encontrar um ponto de equilíbrio. A preocupação com a aparência física, a necessidade de consolidar o valor pessoal por padrões exteriores de beleza, faz com que muitas mulheres tenham problemas em suas relações. Além de prejudicar a individualidade, isso se torna uma fonte de obsessão e nervosismo.

Pretty Face é uma essência floral que ajuda quem dá importância demais à aparência física. Ela faz com que a verdadeira beleza e a verdadeira luminosidade apareçam, além de aumentar a segurança e o senso de individualidade, eliminando a necessidade de se esconder atrás de uma máscara. Várias outras essências, que já discutimos, também ajudam: **Five Corners, Mimulus, Larch, Cerato** e **Buttercup** podem ser consideradas. **Centaury** ajuda a mulher que sucumbe à pressão do companheiro, que prefere que ela ande de determinada maneira, que tinja o cabelo de uma determinada cor ou que vista roupas sensuais quando ela não tem vontade. Com essa essência, ela pode fortalecer a vontade e ficar menos sujeita aos desejos e ao domínio de outras pessoas.

Para ambos os sexos é muito importante, quando se tem em mente a possibilidade de uma relação, ser honesto, natural e verdadeiro. É melhor que nosso companheiro nos ame pelo que somos interiormente e seja atraído pela beleza que irradia diretamente da alma. Porque o amor é isto: um encontro de almas.

Os problemas dos deficientes

Outra crueldade da cultura moderna é idolatrar a perfeição física. Há pouco apoio para quem tem uma deficiência física, seja inata ou causada por alguma doença ou acidente. No entanto, essas pessoas têm tanta capacidade de amar quanto as outras e muitas sentem a amargura da rejeição quando são desconsideradas na busca de uma relação.

Steve é um exemplo. Ele nunca teve problemas para arranjar namoradas, até que sofreu um acidente de carro que o confinou a uma cadeira de rodas. De uma hora para a outra, sentia-se pouco atraente e desprezado por sua deficiência física. Ele ficou muito amargo e mais de uma vez pensou em suicídio. Convenceu-se de que ninguém o amaria naquele estado e descartou a possibilidade de voltar a ter uma companheira.

Steve recebeu uma enorme ajuda das essências de Bach: **Willow** para a sensação de ser uma vítima do destino e para o ressentimento; **Cherry Plum** para a vontade de dar cabo da própria vida; **Star of Bethlehem** para os efeitos do trauma que tinha sofrido e pela dor não-resolvida provocada por sua nova condição. **Honeysuckle** ajudou-o a olhar para o futuro em vez de se refugiar no passado, e ele começou a acreditar que algum dia voltaria a ser feliz. **Crab Apple** lhe deu a força emocional necessária para aceitar a mudança no corpo, que ele tinha começado a odiar. Depois de um ou dois meses tomando essas essências combinadas, umas poucas gotas por dia, ele já era um novo homem. E quatro meses depois conheceu Cathy, com quem iniciou uma relação profundamente amorosa e gratificante.

Outra essência floral importante para quem se sente limitado e incapacitado por algum problema do corpo físico é **Wild Potato Bush**. Ela aumenta a vitalidade, dissipa a frustração e traz uma nova sensação de liberdade.

IDENTIDADE SEXUAL

Hoje em dia, a cultura *gay* é como uma comunidade gigante, muito bem representada e difundida. O apoio e a camaradagem dessa rede estão disponíveis aos *gays* de todos os lugares. Embora muitos achem que no plano social e político resta muito a ser feito, é indiscutível que muita coisa mudou nos últimos cinqüenta anos.

Aparentemente, não tem mistério: um dia você percebe que não é heterossexual, faz a transição e entra para o clube, por assim dizer. Mas, será que é assim tão simples? Todas as pessoas *gays* ainda passam por um estágio inicial de auto-reconhecimento e enfrentam uma pergunta fundamental: "Quem eu sou? O que eu sou?" Para alguns, respondê-la é um processo suave, mas para muitos é difícil e doloroso, pois ficam inicialmente confusos e perturbados consigo mesmos e com a sua identidade sexual. Nessa etapa do seu desenvolvimento, a pessoa pode se ver sozinha, isolada, sem referências e sem ninguém com quem falar de seus sentimentos, o que gera tormento interior e angústia. Para piorar ainda mais as coisas, a pressão da educação numa família convencional, com seus ditames sobre "normalidade" (seja lá o que for isso!), cria profundos sentimentos de vergonha, culpa e dificuldade de se aceitar.

Há várias essências florais que podem ajudar quem se encontra nessa situação emocional.

Calla Lily, da família FES, ajuda em casos de incerteza, confusão ou ambivalência a respeito da identidade sexual. Ela traz mais clareza à abordagem dessas questões fundamentais e, seja qual for o resultado, permite que a pessoa se aceite melhor.

Crab Apple ajuda quando o problema é a vergonha sem motivo que muitos *gays* sentem ou a sensação de ser sujo ou impuro. O resultado positivo é compreender que a vergonha vem apenas da vulnerabilidade a certos valores da nossa educação que são, no final das contas, arbitrários.

Pine alivia o sentimento de culpa, seja este racional ou irracional, justificado ou não. Quem descobre que é *gay* pode ter sentimentos de culpa por ter contrariado as crenças ou desejos da família ou por ter pecado contra os costumes da sociedade. A essência ajuda a lavar tudo isso. Nós somos o que somos: se não estamos prejudicando ninguém, não temos motivo para nos sentir culpados. A alternativa é ser escravo dos desejos dos outros e nunca ser feliz.

Cerato trás à tona a verdade interior, dando-nos coragem para ouvir nosso coração sem ligar tanto para o que os outros possam dizer ou pensar. A essência **Five Corners** também pode ser útil neste caso.

Agrimony ajuda quando as emoções estão reprimidas. Se você procura manter uma expressão alegre enquanto por dentro está às voltas com seus demônios, lutando com questões vitais inconscientes que não consegue pôr para fora, a essência ajuda a esvaziar essa bolha emocional. Muita gente começa a beber ou a usar drogas para fugir do que sente; Agrimony é um remédio muito importante para tratar essa tendência.

A essência floral australiana **Tall Yellow Top** traz alívio para pessoas muito isoladas ou alienadas do contato com os outros. Sentindo que não fazem parte de nada ou que não são aceitas em lugar nenhum, essas pessoas não conseguem se aceitar e caem em tristeza e depressão. Tall Yellow Top permite que elas se aceitem e se aproximem dos outros.

O dia em que oficialmente "se assumem" é outro tormento para muitos homossexuais, especialmente a tarefa de se abrir com a família. **Mimulus** pode ajudar nessa situação, aliviando o medo antecipado daquele momento em que você tem que respirar fundo e fazer sua revelação: "Mãe, pai, tenho uma coisa para dizer..." Mimulus é indicada também para os medos relacionados à saúde e para a preocupação com determinadas doenças, como a AIDS.

(Vale mencionar que há algumas essências que podem ajudar nos casos em que a família fica ultrajada e horrorizada com a notícia de que um dos seus é *gay*, a australiana **Slender Rice Flower** ajuda pessoas com preconceitos como racismo e homofobia a se abrir para mais harmonia, aceitação e tolerância. Quer dizer, se você conseguir fazer com que elas tomem a essência! Além disso, **Bauhinia** ajuda os que são resistentes a mudanças, a idéias novas e a estilos de vida diferentes.)

O ESPECTRO DE TRAUMAS E ABUSOS PASSADOS

Trazemos conosco, como bagagem emocional, a soma de nossas experiências de vida, boas e más, que formam nosso caráter e influenciam nossas reações. Algumas vezes, pessoas que passaram por algum tipo de dificuldade ou sofrimento têm sérios problemas para encontrar o amor e formar uma nova relação, ou para voltar a confiar em alguém. Traumas de todos os tipos, dos menos sérios aos mais nocivos, ficam gravados no subconsciente. Lá eles ficam, intocados pelo tempo, como se tivessem acontecido ontem. Assim, um incidente ocorrido há vinte anos ou mais pode ser tão perturbador quanto era na época em que ocorreu. Em outros casos, em geral quando o trauma é tão grande que o consciente não consegue lidar com ele, empurramos as emoções perturbadoras para o fundo do inconsciente, mas continuamos a sentir seus efeitos. Acreditar que um trauma saiu do organismo só porque foi empurrado para o fundo da mente é como enterrar um pouco de plutônio e achar que estamos livres dele. Não — infelizmente, traumas que não são exaustivamente trabalhados, mais cedo ou mais tarde nos alcançam. Muitas vezes, uma pessoa acha que superou um problema, como por exemplo a morte do companheiro, mas de repente é tomada por tristeza e sofrimento, tão agudos e cortantes quanto na época em que a pessoa morreu, mesmo que tenha sido há muitos anos. Os sonhos muitas vezes trazem mensagens do inconsciente, para nos lembrar que algumas questões da nossa vida continuam sem solução.

(No capítulo 7, Fins e Novos Começos, vamos discutir a perda de um ente querido e seu efeito sobre relações futuras.)

É da natureza cíclica das relações humanas que os efeitos ou estigmas de uma relação afetem a relação seguinte. Isso acontece principalmente em relações destrutivas ou violentas, em relações de amor e ódio com antigos companheiros e nas relações em sentido mais amplo, com pais, parentes, professores e outras pessoas. Os abusos vão da tortura emocional e da violência psicológica à violência física, à agressão, ao abuso sexual e ao estupro, que expõem o lado mais sombrio e perverso da alma humana.

O que nos acontece na infância afeta o resto da nossa vida. Algumas pessoas que tendem a evitar qualquer relação, a se abrir para a intimidade e a sexualidade, vivendo vidas relativamente solitárias e resguardadas, têm medo de reproduzir sentimentos de rejeição que experimentaram na infância. Assim como treinamos um cachorro fazendo com que ele associe determinadas coisas ao desprazer, essas pessoas foram "treinadas" para associar o amor, ou a necessidade dele, ao sofrimento. Crianças que por algum motivo não tiveram um bom vínculo com a mãe — a família não-funcional é a causa mais comum —, ou que não foram amadas nem cuidadas durante seus anos de formação, podem crescer com esse tipo de problema emocional. Como nunca tiveram a sensação de ser amadas, sentem no fundo que não são dignas de amor. Assim, quando alguém lhes oferece amor, elas o rejeitam por medo. A essência floral **Evening Primrose** é indicada para esse tipo de bloqueio emocional, permitindo a abertura para relações profundas e gratificantes. Do mesmo modo, **Sticky Monkeyflower** é indicada para quem não consegue expor seus aspectos mais vulneráveis por medo de ser emocionalmente magoado.

Outro remédio muito bom para quem carrega o fardo de uma infância triste é **Golden Ear Drops**. Ele é indicado para pessoas que bloquearam lembranças desagradáveis e dolorosas da infância, o que gera, na vida adulta, problemas emocionais sem causas claras e, portanto, difíceis de entender. Traumas desse tipo podem ser profundos e inconscientes, e a essência ajuda o lado consciente a entrar em contato com eles e deixá-los sair. Às vezes, o processo catártico custa muitas lágrimas.

A catarse emocional é uma coisa que muita gente não entende e vê com apreensão. Uma de nossas essências florais prediletas é **Star of Bethlehem**, de Bach, útil para lidar com todos os tipos de traumas e choques. No caso de pessoas que sofreram no passado recente ou remoto, esse remédio nunca deixa de trazer uma profunda libertação das emoções negativas represadas. Muitas vezes, ele catalisa a recuperação de lembranças perdidas por meio dos sonhos, trazendo as toxinas emocionais à superfície da mente, de modo que possam ser trabalhadas. Dependendo da gravidade do trauma, algumas dessas emoções podem ser bastante dolorosas e angustiantes. Mas, no tratamento com essências florais, os efeitos da liberação dessa negatividade emocional aprisionada são o mais perto que se chega do *agravamento da doença*, que algumas vezes ocorre no tratamento homeopático. Mas não se deve em absoluto ter medo dessa etapa! Ela é um passo positivo e benéfico para a libertação da mente.

Que tal uma metáfora como ilustração? Veja deste modo: quando temos uma espinha ou furúnculo na pele, ou um corte que infeccionou, sabemos que alguma coisa tóxica ou nociva está se alojando na nossa carne, e ficamos ansiosos para nos livrar dela. Mas antes que isso aconteça, temos que liberar o pus da infecção, à medida que o corpo expulsa a substância nociva; essa é uma etapa desagradável e muitas vezes dolorosa. Mas o sofrimento logo se transforma em alívio. É o que acontece quando ficamos de ressaca depois de beber demais e sentimos um alívio instantâneo ao vomitar os excessos tóxicos do álcool. Aceite — não tenha medo. Para saber mais a respeito desse aspecto do tratamento com essências florais, consulte a seção das páginas 119-120.

Para pessoas que sofreram abuso emocional, físico ou sexual, na infância ou já na vida adulta, o indicado é um tratamento integral que inclua aconselhamento, psicoterapia e outras formas de ajuda. Para trazer à tona emoções dolorosas, perturbadoras e chocantes, que estão enterradas no fundo da mente, às vezes é preciso ajuda profissional, para que possamos enfrentá-las enquanto alguém nos segura a mão. As essências florais, usadas como autotratamento ou sob a orientação de um terapeuta, são um grande aliado, trabalhando com outras formas de terapia para aliviar a mente perturbada e para preencher as lacunas do processo de cura emocional e da percepção que a pessoa tem de si mesma.

Os exemplos a seguir são de outras essências florais que podem ser usadas para aliviar a dor de mágoas e traumas antigos:

Fringed Violet favorece a recuperação depois de traumas ou choques. Em combinação com **Flannel Flower**, para homens, e **Wisteria**, para mulheres, essa essência é muito boa para aliviar problemas decorrentes de abuso sexual e estupro, como medo de contato e de proximidade física, e medo de que o trauma volte a acontecer (Ian White, *Australian Bush Flower Essences*).

Dogwood é indicada para pessoas que vivem tensas por causa de emoções negativas que foram trancadas no quartinho dos fundos da mente. Isso, em geral, se expressa por meio de tensão física e de um "endurecimento" do corpo. Se essas pessoas passaram por coisas terríveis no passado, sofrendo repetidos maus-tratos ou abusos sexuais, esse remédio ajuda a destrancar a dor. Ele ajuda também quem se envolve involuntariamente em relações violentas, caindo em ciclos repetidos de comportamento autodestrutivo.

Em alguns casos, uma timidez pronunciada e a tendência a fazer de tudo para não chamar a atenção esconde algum tipo de abuso sofrido na infância. São pessoas que têm medo de se envolver com os outros porque isso seria para elas um risco emocional muito grande. Para abrir novamente o coração e começar a enfrentar a mágoa passada, elas podem tomar **Pink Monkeyflower**.

Para os efeitos do abuso sexual sobre futuras relações e sobre a capacidade de expressar ternura sexual, ver as páginas 61-62 do próximo capítulo.

Se você foi magoado e acha difícil se relacionar com os outros por falta de confiança, **Willow** pode ajudar muito em combinação com **Holly**. Essas duas essências de Bach agem com eficácia para ajudar a dissipar o ressentimento e a suspeita com relação aos outros. Isso não quer dizer que não se deva escutar com muita atenção as lições proporcionadas por esse sofrimento. Mas é contraproducente pôr todo mundo no mesmo barco.

Não seja cego às maçãs podres: os fracassados, os folgados, os canalhas e os covardes. Há muita gente maldosa por aí e temos que ser realistas a esse respeito. Mas não deixe que o realismo se transforme em cinismo e o faça voltar as costas para o homem ou mulher da sua vida com medo de ser magoado outra vez. Mais uma vez, temos que encontrar aquele ponto de equilíbrio. As essências florais nos levam diretamente a ele e nos mantêm no caminho que nos leva a descobrir — e de preferência manter — um amor puro, sincero, confiante e alegre. Não é assim tão difícil.

Capítulo Dois
O Verdadeiro Romance

Você encontrou alguém? Muito bem. Na busca por um amor duradouro, é um grande passo encontrar alguém que pareça ser a pessoa certa, que satisfaça nossas necessidades. Agora, tudo que temos a fazer é conhecer essa pessoa maravilhosa.

O estágio romântico da nossa jornada é um dos períodos mais intensos de turbulência emocional que atravessamos na busca por um parceiro. É o momento em que duas pessoas se encontram, se abrem uma para a outra e se exploram mutuamente, de todas as maneiras, na tentativa de confirmar o que sentem por dentro: que se amam e que pretendem seguir juntas pela estrada da vida — por um bom trecho e talvez até o fim.

Porém, uma vez mais, os obstáculos criados pelo coração e pela mente, fracos que são, vão nos fazer tropeçar.

Encontros

Para duas pessoas que pretendem se conhecer melhor, o encontro é uma das convenções sociais mais aceitas. A perspectiva de um encontro romântico com alguém de quem se gosta é algo que desperta uma série de emoções antecipatórias. É excitante, com certeza. Mas há diferentes tipos de excitação. Há um tipo positivo, um sentimento delicioso e exuberante, em que você mal pode esperar pelo encontro. E há o outro tipo. O tipo terrível, em que a mente fica repleta de visões de rejeição, de fazer papel de bobo, de levar um fora antes mesmo de começar. Você fica parado, morrendo de medo do encontro, querendo que o tempo congele. Na verdade, quanto mais você gosta da pessoa e quanto mais espera da relação que desponta, mais coisas parecem estar em jogo e mais terrível e enervante se torna a antecipação do encontro. Só que, nesta ocasião das ocasiões, quando é vital ser natural, relaxado e verdadeiro, o nervosismo pode fazer um estrago danado.

HISTÓRIA DE CASO

O Encontro de Harry e Jane

Vejamos o caso de Harry, um jovem sincero e inteligente, apesar de tímido e inseguro, que há meses estava secretamente apaixonado por Jane, amiga de um amigo. Louco para convidá-la para sair, ele tinha ensaiado a fala "Você gostaria de sair comigo algum dia para tomar alguma coisa?" uma centena de vezes. Mas sempre que se encontravam, ele congelava e só conseguia balbuciar alguma coisa sem importância. Mas, um dia, o amigo comum dos dois, secretamente ciente dos sentimentos de Harry, marcou uma saída dos três para tomar alguma coisa. Era uma armação, é claro, e o amigo não apareceu, telefonando depois com uma desculpa esfarrapada. Harry ficou sozinho com Jane num café elegante. Que oportunidade! Tudo estava perfeito: um bom vinho, um *jazz* suave ao piano, uma luz macia — e Jane... o sonho de Harry realizado. Mas o pobre Harry ficou com a língua presa, se esforçou demais para agradar, não parava quieto e até derrubou o copo por puro nervosismo — e infelizmente não a impressionou muito. Na verdade, Harry é uma pessoa muito interessante de se conhecer, mas, naquela ocasião, conseguiu criar, como mais tarde diria, "uma situação de filme de Woody Allen, mas sem a finura e o charme". Depois de uma hora, Jane arrumou uma desculpa e foi embora.

Harry ficou arrasado, sabendo que tinha se deixado dominar pelo medo e pela insegurança. Nessa época, por recomendação de outro amigo, ele nos mandou um e-mail pedindo ajuda. Nós lhe enviamos uma combinação das essências **Mimulus**, **Larch**, **Sunflower** e **Kangaroo Paw**. Harry tomou as gotas por umas três semanas e relatou que sentia a segurança aumentando, que estava mais "composto" com relação às coisas do dia-a-dia. Disse que sua maneira de ser, antes de tomar as essências, lhe parecia agora ridícula e estranha, uma coisa remota e distante: é o que dizem muitas pessoas que tomam essências florais por algum tempo.

Então, por coincidência, ele se encontrou com Jane numa festa. Dessa vez conseguiu conversar com ela e, para a própria surpresa, não sentiu nenhum pouco do nervosismo que tinha estragado o encontro anterior. Ele estava relaxado e calmo, natural na maneira de falar e de agir. Assim, o que poderia ter sido uma conversa breve, educada mas fria, transformou-se numa conversa que durou a noite inteira, cada vez mais animada. Ao final da noite, combinaram um encontro no mesmo café, na semana seguinte. Eles se encontraram e depois de novo na semana seguinte e, depois, em três noites consecutivas em três lugares diferentes. E assim começou uma relação entre Harry e Jane, que continua até hoje. Harry só precisava se livrar do fardo do nervosismo desnecessário que impedia seu eu verdadeiro de brilhar.

Vamos examinar as essências que o ajudaram:

- **Mimulus**, que já mencionamos nos capítulos anteriores, é o remédio para quem sofre de nervosismo antecipatório antes de um encontro (embora funcione também para uma ida ao dentista). Ela ajuda a lavar todos os tipos de medos e fobias e é uma das essências florais mais usadas de todo o repertório. Muitas vezes combinada a ela é a essência **Larch**, de Bach que, como já vimos, é indicada para ajudar a aumentar a segurança. Harry acreditava que estragaria seu primeiro encontro com Jane, estava convencido de que não conseguiria, que ia fracassar: uma profecia que se realizou. Se você acha que não consegue lidar com alguma coisa nem fazer com que alguma coisa dê certo... é provável que não consiga mesmo! Larch traz para fora a fé em nós mesmos, permitindo que tenhamos acesso ao nosso potencial enterrado. E **Sunflower** age de forma semelhante, permitindo que o calor natural de nossa melhor personalidade brilhe e irradie como os raios do sol.

- **Kangaroo Paw** que, como você já percebeu, é uma essência australiana, foi escolhida pela capacidade que tem de ajudar em estados de falta de jeito e inaptidão social causadas pelo nervosismo. As virtudes que ficam mascaradas e escondidas por esse estado emocional negativo são a capacidade de relaxar em companhia de outras pessoas, de gostar do contato social e um pouco de *savoir-faire* (literalmente, "saber como se faz"). Esse remédio é muito útil para ajudar pessoas relativamente inexperientes a enfrentar pessoas do outro sexo.

A seguir, outras essências que podem ser usadas para ajudar no caso de medos associados a encontros românticos.

- **Dog Rose**, semelhante à **Mimulus**, de Bach, é útil no tratamento de medos comuns e triviais, especialmente timidez e nervosismo a respeito de encontros.

- **Five Corners** se assemelha a **Larch** porque trata a falta inerente de auto-estima, mais do que medos específicos de contato social. Em geral, os dois estados andam de mãos dadas. Assim o duo **Dog Rose/Five Corners** imita o duo **Mimulus/Larch**. A escolha da família de essências depende mais do gosto pessoal e do que é mais fácil encontrar.

- Como tratamento para a falta crônica de auto-estima, que atrapalha ou mesmo impede qualquer encontro romântico, é indicada uma combinação de remédios australianos, a **Confid Essence**, feita com as essências **Dog Rose, Five Corners, Southern Cross** e **Sturt Desert Rose**. Existem várias combinações de essências australianas; elas são muito eficazes e examinaremos algumas delas no decorrer do livro.

❀ **Crowea** é outra essência australiana indicada para estados de preocupação e *stress*. Como age rapidamente, é própria para ser tomada antes de um encontro, pois ajuda a relaxar.

Se você estava tão apavorado com a perspectiva do encontro que essas essências aparentemente não funcionaram direito, leve com você um frasco de **Rescue Remedy**, o composto cinco-em-um de Bach, indicado para estados de emergência. Esse remédio é como uma usina — mais do que a soma de suas partes — e tem até mesmo a reputação de salvar vidas em casos de colapso ou acidente, quando administrado no momento certo. Conta-se que o Dr. Bach salvou a vida de um marinheiro que estava em coma, congelado e quase afogado depois de um naufrágio. Depois de algumas gotas de **Rescue Remedy**, o homem acordou, sentou-se na maca e pediu um cigarro!

Mas voltando à "crise do encontro": a agitação e o pânico têm alívio sensível e imediato se você tomar quatro gotas de Rescue Remedy sempre que necessário, na iminência do encontro. Ouvimos falar de pessoas que precisaram tomar o remédio a cada dez minutos durante uma hora até que finalmente se acalmaram — mas ele funciona e é bom tê-lo sempre no bolso. (Lembre-se de que é impossível tomar uma overdose e que as essências são totalmente atóxicas. No entanto, nem sempre mais é melhor: não há sentido em tomar o frasco inteiro só por garantia!)

Vale a pena mencionar aqui que o nome "Rescue Remedy" só pode ser usado legalmente pela Nelson Bach, a empresa que produz os Florais de Bach no Reino Unido e nos Estados Unidos. Existe também o **Recovery Remedy**, fabricado por outra empresa bem conhecida. Para responder uma pergunta bastante comum, os dois são basicamente iguais. É apenas uma questão de quem tem os direitos legais sobre o nome original dado pelo Dr. Bach a esse remédio.

Os produtores australianos desenvolveram a **Emergency Essence**, que também é basicamente a mesma coisa. Essa combinação tem muitos adeptos e há quem afirme que ela é ainda mais benéfica do que sua antecessora da década de 1930. Assim, senhoras e senhores, escolham suas armas!

Sexo

Basta olhar de relance a lista dos livros de auto-ajuda mais vendidos para ver que os problemas relacionados a sexo e sexualidade estão em primeiro plano na mente de muita gente. É um fato desafortunado que essa atividade tão popular (eufemismo do ano!) seja facilmente arruinada por problemas emocionais. No período em que você começa a conhecer o novo parceiro, o sexo tem um papel importante na construção do relacionamento. E não é qualquer sexo que serve. É preciso que seja divertido, livre, espontâneo, tranqüilo, ousado, apaixonado, selvagem e, ao mesmo tempo, sensível, carinhoso, generoso e franco. É pedir demais?

Mike e Rosie, de 20 e 18 anos respectivamente, ficaram juntos. Era a primeira vez que Rosie entrava numa relação séria. Mike já tinha tido algumas namoradas mas o que sentia por Rosie era diferente. Os dois estavam apaixonados e, potencialmente, muito felizes. Mas a partir da primeira noite que passaram juntos, o sexo começou a abrir uma lacuna entre os dois.

Rosie tinha sido criada num ambiente familiar muito severo. Ela não era muito madura em suas atitudes com relação à sexualidade e tinha dificuldade para integrar os conceitos de amor espiritual e amor sexual. Expressou o desejo de ir devagar, sem partir imediatamente para o sexo — talvez só depois de casar. Mike, por outro lado, "louco" que estava para fazer sexo com ela, ficou frustrado e confuso com essa atitude. Ele alegava que o sexo é parte integrante de uma relação amorosa. Ela afirmava que o amor não se limita ao sexo. Assim, criou-se um impasse que causava atrito, ressentimento e discussões — e que quase os separou.

O dilema de Mike e Rosie condensa muitos dos problemas de casais recentes, especialmente os mais jovens. Quando há um conflito de atitudes, é preciso que ocorra um processo de ajuste que gere equilíbrio entre as duas pessoas. A exuberância e o entusiasmo de Mike, embora saudável e natural, pressionava Rosie, provocando tensão no relacionamento. Ele não conseguia entender os sentimentos dela. Ficando aborrecido e magoado com o que ele via como uma rejeição, pôs em risco o delicado laço que os unia. Ao mesmo tempo, os verdadeiros motivos da relutância de Rosie, que fez com que se agarrasse aos princípios morais que lhe foram incutidos pela família, era a timidez e uma insegurança básica com relação à própria sexualidade e ao próprio corpo. Não que ela não quisesse, mas o medo e a apreensão a impediam. Assim, a crescente lacuna na relação era causada pelos bloqueios emocionais dos dois — uma tarefa para as essências florais.

O egoísmo involuntário de Mike foi tratado satisfatoriamente com **Chicory**. No estado Chicory negativo, tendemos a pensar demais em nós mesmos e a nos tornar meio autocentrados, com uma tendência à manipulação, sem respeito à liberdade e à individualidade do outro. Homens que costumam pressionar suas companheiras para fazer sexo podem se beneficiar dessa essência. Mike também tomou **Impatiens** para ajudá-lo a ser mais tolerante e paciente com os problemas de Rosie, dando-lhe tempo para resolvê-los.

Há um velho ditado que diz: "As moças querem amor e acabam encontrando o sexo; os rapazes querem sexo e acabam encontrando o amor." E há uma certa verdade nisso. As diferenças biológicas entre os sexos influenciam nosso comportamento com relação ao sexo e ao amor. Mas o perigo é começar a vê-los como entidades separadas. A essência floral **Basil**, do repertório FES, trata essa visão polarizada de sexo e amor do ponto de vista masculino e feminino. Ela ajuda a unir e a reconciliar em nosso espírito esses valores aparentemente opostos e os une num todo maravilhoso e eficaz. Se temos vergonha do elemento sexual em nós, pode ser que não consigamos vê-lo como parte natural do amor. Esse era, em grande parte, o problema de Rosie, que melhorou muito com Basil. Para homens com relacionamentos sexualmente difíceis, a essência ajuda a reduzir a preocupação sexual (e o vício) permitindo que apreciem o lado espiritual do amor tanto quanto o físico. Por isso, Mike tomou também essa essência. Ela o ajudou a ser menos impulsivo e menos insistente.

Easter Lily é um remédio floral importante para quem vê um conflito entre a natureza sexual e a espiritual. As pessoas para quem essa essência é indicada podem tender para um lado ou para o outro: podem ser mais dominadas pelo lado puramente sexual e tender à promiscuidade, ou o lado sexual pode ser reprimido, levando ao puritanismo e à vergonha com relação ao corpo, com sentimentos de que o sexo é impuro e sujo. Quando a aversão pelo sexo é causada ou estimulada por uma educação religiosa ou rigidamente "moral", como no caso de Rosie, **Manzanita** ajuda a dissipar os efeitos dessa visão desequilibrada. Ela ajuda a eliminar a idéia de que o corpo é motivo de vergonha, sujo ou corrupto.

Considere também **Hibiscus**, que vamos examinar num contexto diferente ainda neste capítulo, para trazer um aspecto sexual apaixonado aos sentimentos de amor mais profundos.

No exemplo de Mike e Rosie, vemos uma situação em que um exerce pressão (ainda que sutilmente) sobre o outro para que este faça uma coisa que não quer fazer. Isso acontece bastante e nem sempre significa que uma pessoa quer fazer sexo e a outra não. Mesmo em relações em que o sexo já está presente, um parceiro pode exercer pressão sobre o outro por práticas sexuais mais ousadas, menos convencionais e até mesmo bizarras. Tais práticas vão das relativamente comuns (dependendo do ponto de vista) como sexo anal e oral, às mais extremas, como submissão, sadismo, masoquismo, sexo grupal, troca de casais, uso de drogas durante o sexo, fetichismo ou combinações disso tudo. Quem não tem vontade de entrar em tais atividades e o faz só para agradar, ou por medo de perder o afeto do parceiro, deve avaliar melhor a situação e talvez tomar uma essência floral como **Centaury**. Ela ajuda quando tendemos a deixar que nossa vontade ou individualidade sejam subjugadas pela outra pessoa e cedemos à pressão. Se você estiver nessa situação, pergunte-se se a relação está bem equilibrada, se a outra pessoa lhe dá o respeito que você merece. E se é você quem pressiona para fazer as coisas do seu jeito, considere a possibilidade de tomar **Vine**, pensando com cuidado sobre seus usos.

"Apague a luz primeiro!"

Muitas pessoas, especialmente mulheres, sofrem de timidez sexual ou relacionada à aparência. Para falar francamente, elas têm medo de ser vistas nuas. No capítulo anterior, falamos do impacto da obsessão da sociedade pela aparência. Quando se trata de sexo, essa obsessão se mostra como uma preocupação perturbadora com relação ao corpo, e até como vergonha. Isso pode estragar por completo o prazer do sexo, deixando-nos tensos e rígidos, com movimentos duros.

Mas não tema! Há muitas essências florais que ajudam nesses casos.

Se você leu as seções anteriores deste livro, já deve estar bem familiarizado com os nomes **Dog Rose**, **Mimulus**, **Larch** e **Five Corners**. A timidez, os medos cotidianos e a insegurança constante não têm chance quando essas essências florais são usadas. Mais afinado com os sentimentos de vergonha ou dificuldade sexual é o remédio **Billy Goat Plum**, ou o **Crab Apple**. **Pretty Face** é para quem se preocupa demais com a aparência, fazendo um espalhafato por causa do cabelo ou de uma manchinha na bochecha. Essas pessoas esquecem que, no calor da paixão, ninguém fica olhando uma manchinha nem criticando o penteado.

Sexuality Essence é outra combinação de essências australianas que serve a múltiplos propósitos. Ela cura o medo da intimidade e ajuda quem tem dificuldade para aceitar o toque. Trata também estados negativos de não-aceitação de si mesmo e vergonha sexual. Voltaremos a ela mais adiante, em diferentes contextos.

"Desempenho"

Mencionei acima que muitos desses problemas são mais comuns entre as mulheres do que entre os homens. Mas isso não significa, nem de longe, que os homens estejam fora de perigo quando se trata de preocupações referentes ao sexo.

Segundo as convenções da sociedade, as mulheres se preocupam com cabelo, roupas e beleza do rosto enquanto os homens são os fortes que "*dão conta do recado*", que nunca "*falham na hora h*" e que sempre se erguem diante das adversidades. Se exagerei no *duplo sentido*, é porque o papel masculino raramente é tão claro quanto o é embaixo das cobertas. Ainda mais do que na vida em geral, no sexo o desempenho é tudo.

O que essa palavra significa exatamente? Quando significa a capacidade de fazer sexo de modo a trazer prazer e satisfação mútua, trata-se de algo muito bom e, nesse sentido, "desempenho" é bastante desejável. Mas quando significa uma obsessão total pela idéia de que o homem para ser homem tem que ser o tempo todo um atleta sexual arrebatado e um garanhão infalível, isso já é ir um pouco longe demais! A pressão de tais exigências é pesada e angustiante e tende a trazer mais problemas do que soluções. Eu não ficaria surpreso se transpirasse, nesta época do Viagra, que os problemas sexuais do homem estão enraizados basicamente em fatores emocionais — nesse caso, um programa em massa de terapia com essências florais teria seguramente um impacto significativo sobre as estatísticas.

Larch é uma das essências florais mais importantes no tratamento de muitos casos de disfunção sexual masculina. Quando um homem se acha sexualmente inadequado — com medo de não atender às expectativas da companheira na cama, de chegar ao orgasmo cedo demais ou de não chegar nunca, ou de ficar totalmente impotente — não é difícil perceber que o peso de tais medos e preocupações é suficiente para reduzir sua segurança e estragar o tão importante desempenho.

O homem que tem mais interesse em sua imagem de máquina de sexo ou nas expectativas da sociedade do que em amar a mulher que está na cama com ele, está cometendo um sério erro de avaliação. Isso nos leva de volta à essência **Basil**, indicada para a incapacidade de juntar o amor sexual e o espiritual e enxergá-los como um todo sagrado. O homem que precisa de Basil pode estar influenciado demais por imagens de sexo comercializado e de filmes pornográficos (em que, graças a técnicas espertas de edição, os homens jamais se cansam — não fiquem decepcionados, amigos, se não puderem imitá-los). Várias formas de expressão sexual inadequada podem ser tratadas com essa essência.

Se a sexualidade de um homem se expressa de maneira violenta e agressiva demais, **Tiger Lily** ajuda a equilibrar o excesso de energia yang (masculina). Ela permite que emoções mais suaves, qualidades femininas positivas profundamente escondidas, venham à tona — qualidades que fazem de um homem um amante melhor e mais sensível.

Do mesmo modo, homens que renegam seus aspectos femininos e adotam uma imagem de macho que levam até para a cama, podem ser tratados com **Wisteria**. Ela traz para fora o lado mais suave. **Cerato** também ajuda a livrar a mente de expectativas a respeito do que deveríamos ser, de como deveríamos agir.

Em termos físicos, o auge da paixão sexual exige demais dos participantes, requerendo uma tensão muscular contínua e sujeitando o corpo a um *stress* rigoroso que nos deixa suando e sem ar. Mas, em termos emocionais deveríamos ficar o mais relaxados possível e, de preferência, livres de pensamentos subjetivos. Preocupação, tensão mental e o repassar involuntário das idéias são os maiores inimigos da fluência sexual. Se a sua cabeça está rodando em pensamentos ("Será que vou conseguir?" "Será que *aquilo* vai acontecer de novo?" "Quanto tempo mais eu agüento?" "O que será que ela vai pensar?"), como é que você vai relaxar e aproveitar? Essências florais, como **Crowea**, australiana, e **White Chestnut**, de Bach, são de muita utilidade nesse contexto. As duas tratam as preocupações, o *stress* e os pensamentos indesejados que são, se me permitem o atrevimento de citar Macbeth fora do seu contexto, "uma falsa criação, procedente do cérebro oprimido pelo calor da paixão". Todo homem que tem regularmente esse tipo de problema deveria escolher, entre estas, as essências florais que achar mais indicadas, tomá-las em combinação e ver o que acontece.

Há também essências indicadas para frigidez feminina, dependendo da causa subjacente. Para a mulher que tem dificuldade para aceitar os aspectos físico e sexual de sua feminilidade, **Alpine Lily** é a indicada, favorecendo bastante a auto-aceitação integral da mulher.

Como foi mencionado acima, **Easter Lily** é boa para mulheres que sentem que o sexo é sujo, impuro e coisas assim. Na mesma linha, **Crab Apple** e **Billy Goat Plum** atuam sobre a vergonha sexual.

Wisteria é uma essência floral muito importante para mulheres incapazes de relaxar e aproveitar o sexo porque ficam pouco à vontade e tensas a respeito da própria sexualidade; ou para mulheres que perderam o interesse pela sexualidade por terem tido amantes insensíveis ou rudes (e que, curiosamente, precisavam de Wisteria também).

Falar sobre Wisteria neste contexto nos leva a outro tópico muito perturbador, já que essa essência se revelou eficaz para ajudar mulheres a lidar com as seqüelas de abusos sexuais que sofreram.

Efeitos a longo prazo de abusos passados

Violências sexuais como abuso infantil e estupro são, em termos psicológicos, a coisa mais cruel que uma pessoa pode fazer com outra. Quando uma pessoa é sujeita a esse tipo de tratamento devastador, é quase certo que levará marcas profundas para futuros relacionamentos, especialmente sexuais. O mais terrível é que isso acontece com muita freqüência — segundo algumas estimativas, setenta por cento das mulheres sofrerão, em algum momento da vida, algum tipo de exposição ao abuso sexual. Os efeitos de tais experiências incluem pesadelos, alienação do corpo, distúrbios alimentares, vergonha e culpa, transtorno obsessivo-compulsivo, depressão, falta de confiança e amargura.

Já foi dito que, para quem passou por trauma sexual, abuso ou estupro, é altamente recomendável procurar outras formas de terapia profissional para trabalhar o problema. Mas fazemos aqui algumas sugestões de essências florais para serem usadas em conjunto com a terapia. (Ver também a seção sobre traumas passados nas páginas 48-51 no final do capítulo anterior.)

- **Billy Goat Plum** e **Crab Apple** são indicadas para casos de vergonha e sensação de impureza, além de ajudar em casos de distúrbio alimentar.
- **Fringed Violet** ajuda a reparar danos à aura decorrentes de violência sexual.
- **Hibiscus** é para problemas na relação presente decorrentes de relações passadas marcadas por abuso ou exploração.
- **Mariposa Lily** é útil quando a inocência infantil foi destruída por exposição prematura à sexualidade adulta, ou depois de abuso sexual.
- **Pine** é para a sensação arraigada de ter agido mal, mesmo quando não é justificada. (A culpa está muitas vezes por trás da depressão.)
- **Pink Monkeyflower** é para a vergonha derivada de abuso sexual no passado, provavelmente na infância.
- **Purple Monkeyflower** é indicada para casos de abuso sexual grave, associado a rituais ou cultos, que tenha resultado num profundo medo da vida.
- **Star of Bethlehem** cura todos os tipos de choques e traumas que deixam sua marca na psique.
- **Wisteria**, como foi mencionado, ajuda na incapacidade de relaxar sexualmente por causa de abusos passados (pode ser combinada a **Fringed Violet**).
- **Sexuality Essence**, uma combinação de **Flannel Flower, Fringed Violet** e **Wisteria**, é indicada para aliviar os diversos efeitos emocionais do abuso sexual.

LOUCAMENTE APAIXONADO!

Desculpe se é desagradável percorrer estes tópicos. Não é muito divertido escrever sobre eles e é sempre doloroso, por mais profissional que se procure ser, lidar com esse tipo de problema quando clientes infelizes nos contam suas experiências terríveis. (Muitos terapeutas que trabalham com essências florais se tratam para dissipar os efeitos destrutivos da negatividade emocional a que são regularmente expostos.)

Felizmente, nem todos os problemas emocionais da fase romântica do início da relação têm causas tão terríveis quanto as que acabamos de discutir. Alguns problemas, embora também precisem de tratamento, são de natureza agradável e até divertida.

Recentemente, ajudamos um homem que estava tão eufórico por conquistar a mulher de seus sonhos que sua vida doméstica desmontou. Deixou o tanque de gasolina secar mais de uma vez e teve que ser rebocado para casa. Ficava sem comida em casa, esquecia de lavar a roupa e tinha que sair toda hora para comprar camisas para ir trabalhar. Pôs os óculos na geladeira e ficou horas procurando por eles. Já o frango congelado que comprou para o jantar foi parar na máquina de lavar roupas. E assim por diante. Esse sujeito atrapalhado melhorou muito com algumas gotas do floral de Bach **Clematis**. Essa essência é indicada para pessoas que andam distraídas, sonhando, "vivendo nas nuvens" e desligadas da realidade da vida à sua volta. Isso pode ser um antigo traço de personalidade, uma parte do caráter da pessoa que lhe causa problemas. Mas, sob certas circunstâncias, pode ser um problema passageiro mas "agudo". Quem está loucamente apaixonado e só consegue pensar no objeto de sua paixão pode cair num estado de completo alheamento. Tal pessoa se retira para um mundo de fantasias interiores e romantismo exacerbado: anda nas nuvens, contempla o espaço, sonha com o futuro. Fica levemente confusa e um pouco aturdida. E, muitas vezes, fica incapaz de tratar de questões práticas e de se concentrar no trabalho.

Clematis tem o efeito de trazer a pessoa para a terra, para que possa lidar com a realidade da vida e equilibrar as responsabilidades, as tarefas cotidianas e o trabalho com o descanso e o prazer. Quando a causa é a influência distrativa de uma louca paixão, esse estado passa por si só, assim que arrefeça o arroubo inicial da paixão romântica. Mas Clematis ajuda a dissipar a embriaguez romântica, caso ela comece a atrapalhar.

White Chestnut é útil quando pensamentos românticos eufóricos nos passam constantemente pela cabeça, desviando nossa atenção de outros assuntos ou causando insônia.

Outro problema que às vezes enfrentam as pessoas loucamente apaixonadas é o excesso de sexo. Essa síndrome drena a energia e a pessoa não consegue tocar a vida com eficiência. Não há nada que substitua um sono repousante! Mas quando ficamos fisicamente destruídos, esgotados, sentindo que não dá mais, a essência floral **Olive** restaura a força e a vitalidade e nos ajuda a recorrer às reservas de energia que temos para seguir em frente. Mas, em geral, o excesso de sexo é uma fase transitória, como sabe muito bem quem tem uma relação duradoura! Depois de algum tempo, as coisas se acomodam num padrão que não é tão exaustivo para o organismo. (Às vezes elas se acomodam demais e vão para o extremo oposto, a falta de sexo, de que trataremos mais adiante.)

Aproveite o passeio!

Enfim, para aproveitar, com o novo parceiro, esse período do romance que é maravilhoso, fundamental e pode ser que aconteça uma vez só na vida, a chave é relaxar e aprender a se divertir. Deixe rolar! E remova as barreiras que o impedem de aproveitar ao máximo essa fase.

O amor vai durar, se você trabalhar nesse sentido. Mas o encantamento romântico se esgota depois de um algum tempo. Por isso, aproveite ao máximo enquanto durar. Ele é normal, não há nada com que se preocupar. As relações se desenvolvem e amadurecem com o tempo. É disso que vamos tratar no próximo capítulo, além das essências que podem nos ajudar nesse processo.

Capítulo Três
Estabilidade

A fumaça do Capítulo Dois começa a se dissipar! E agora a estrada se estende à sua frente de novo. Só que antes você estava sozinho nessa jornada e agora tem uma companhia.

Como numa viagem de verdade, em que depois de uma parada você entra no ritmo de novo e segue em frente, a relação ultrapassou o estágio do romance e da paixão e entrou numa nova fase: isso acontece mais cedo ou mais tarde. Como disse no final do capítulo anterior, não há nada de alarmante a respeito desse estágio da evolução e, se é nele que você está, não há com o que se preocupar. A novidade acabou, mas isso não significa que as coisas já se desgastaram. Vamos encarar os fatos: não podemos continuar a jogar jogos de amor para sempre. Como disse Woddy Allen no filme *Play it Again, Sam*: "Você não pode esperar que eu mantenha o charme naquele nível — eu teria um enfarte!"

Assim, as coisas se suavizam naturalmente e se estabilizam, saindo de um período de alta rotação para uma marcha relativamente mais relaxada. Você pensa então que sossegou, mas restam, infelizmente, muitos problemas que quase todo mundo enfrenta à medida que a relação se desenvolve. As coisas mudaram definitivamente e, para o resto da relação ou para o resto da vida — seja qual for que dure mais — haverá responsabilidades extras, pressões extras, um potencial extra para dores de cabeça e do coração. Passe por tudo isso inteiro e colherá os benefícios de uma relação amorosa estável, divertida e mutuamente enriquecedora com essa pessoa que está a seu lado.

STRESS EXTERNO

Depois do torvelinho do romance, a realidade da vida começa a se impor novamente. Coisas como trabalho, dinheiro, financiamentos, impostos, contas, seguro, papelada, compras — todos os pequenos detalhes da vida, que podem parecer estúpidos e banais à luz da recente transição emocional, mas com que ainda é preciso lidar, começam a voltar sorrateiramente, trazendo consigo o mesmo *stress* e a mesma canseira que nos aborreciam antes de sermos agradavelmente interrompidos pela paixão. Para completar o quadro, nessa etapa muitos casais estão pensando em morar juntos. Caso resolvam mudar para um lugar maior, e provavelmente mais caro, haverá mais *stress* e encargos maiores para os dois. Talvez você tenha que se dedicar mais à carreira, especialmente se pensa em comprar uma casa e formar uma família algum dia. Talvez você descubra que, pela primeira vez na vida, tem que ser mais ambicioso (choque, horror!), mais empreendedor.

Depois do período insensato de romance que você acaba de viver, a volta à terra pode ser um verdadeiro choque cultural. Essências florais como **Black-eyed Susan** e **Crowea** para o *stress*, **Walnut** ou **Bottlebrush** para enfrentar períodos de mudança, **Mimulus** e **Dog Rose** para medo do desconhecido ou das privações do futuro, **Gentian** para a falta de coragem — todas elas podem ajudá-lo a se reajustar à vida. **Elm** ajuda quem está confuso com a montanha-russa de tantos acontecimentos. Se você acha que o devaneio romântico do período de "lua-de-mel" deixou vestígios que o impedem de enfrentar a realidade da vida, pode ser que **Clematis** o ajude a manter os pés no chão. Quando o *stress* externo cria desarmonia entre os dois — as discussões sobre dinheiro são bastante comuns — experimente **Snapdragon**, **Impatiens** ou **Holly** para dissipar a irritação e o aborrecimento.

Mas as pequenas falhas da nossa personalidade começam a aparecer, não pelo modo como lidamos com o *stress* externo, mas pelo modo como nos relacionamos um com o outro dentro da relação recém-formada.

Aprendendo a viver juntos

Este é um assunto que poderia encher vários livros. Cada um de nós é um indivíduo com seus problemas conscientes e inconscientes, com sua história passada e seu jeito de lidar com a vida. Sozinha, uma pessoa pode ser afetada por um sem-número de dificuldades emocionais; quando você põe duas pessoas juntas numa relação, com suas personalidades desnudadas e muito próximas, as possibilidades são infinitas!

Janet adora arte e gosta de ir às galerias. A idéia que Dave tem de uma boa pintura é o vermelho brilhante do seu carro. Kelly gosta que o homem se vista com elegância, mas Fred só tira o *jeans* surrado com um revólver apontado para a sua cabeça. Helen quer assistir a uma tragédia grega no teatro e Gordon quer que todo mundo fique em casa para ver *Tubarão* na TV. Linda é doida por seu gato e

Alan o odeia em segredo. Brian sempre jantou em restaurantes de classe e fica apavorado com *fast-food*. Sua nova mulher, Nora, não iria ao Ritz nem morta e fica muito mais feliz mastigando um Big Mac. Jon adora sua moto mas Harriet a considera socialmente embaraçosa e, ao contrário de Mary, a antiga namorada, não quer andar na garupa. Andrew insiste em comprar uma casa na cidade e impõe essa decisão a Kate, uma verdadeira moça do campo. Jeff, vegetariano fanático e ativista dos direitos dos animais, não tolera carne em sua casa. Sue gosta de animais mas, para ela, o céu é um enorme espeto misto, com bisteca, *bacon* e lingüiça. O problema é que Jeff e Sue estão pensando em morar juntos!

Todas essas pessoas podem lidar com suas diferenças — sejam elas sociais, éticas, de classe, culturais ou, mais basicamente, de caráter — de maneira positiva ou podem deixar que elas se transformem em problemas reais que ameacem a relação.

As diferenças entre nós e as maneiras de reagir um ao outro indicam que há muitas oportunidades para que as pequenas falhas de personalidade apareçam à fria luz do dia. Mas isso não é tão ruim. Na verdade, como qualquer psicólogo diria, o processo de viver e trabalhar esses problemas é, por si só, muito positivo, desde que você o encare como mais uma oportunidade de auto-aprimoramento. Ele nos ensina muita coisa a nosso respeito e a respeito do outro — e esse aprendizado pode criar um laço muito forte entre nós. Pode também nos separar, mas isso também deve ser considerado um passo positivo, como vamos discutir mais adiante.

No começo deste livro, eu o desafiei a fazer uma auto-avaliação e a pensar objetivamente sobre suas fraquezas emocionais com o objetivo de descobrir como elas podem ser corrigidas. É exatamente isso que uma relação pode fazer: ela nos força a dar uma boa olhada no espelho. Ninguém está certo o tempo todo. É preciso que nos mostrem as coisas. E como diz o velho provérbio hindu: *"Não há nada de nobre em ser superior a um outro homem. A verdadeira nobreza está em ser superior ao que éramos antes."* Quer ocorra depois de uma discussão ou de um rompimento, ou a partir da sensação de que alguma coisa não vai bem na relação, a auto-avaliação é algo que todos nós precisamos fazer de vez em quando para não sair dos trilhos. Ou, em palavras mais simples: você tem que trabalhar para que a relação funcione. O conhecimento das essências florais aumenta o seu potencial para fazer a relação funcionar melhor e, ao mesmo tempo, aprender muita coisa a seu respeito.

Com gentileza e sem censuras, pergunte a si mesmo:

- *Qual é o meu caráter?*
- *Sou uma boa pessoa?*

- ❀ *Ou sou fundamentalmente fraco?*
- ❀ *Sou capaz de dar amor?*
- ❀ *Sou tolerante?*
- ❀ *Controlo os outros ou me deixo controlar?*
- ❀ *Eu gosto de mim mesmo?*
- ❀ *Sou interiormente relaxado ou sou tenso a respeito das coisas e deixo que isso transpareça em minhas reações?*
- ❀ *Reprimi, ao longo dos anos, emoções de amargura, raiva e ciúme, que continuam lá no fundo, afetando minha vida com a pessoa que amo?*

Dar e receber

As relações humanas podem ser divididas em duas categorias básicas: o desejo de DAR um para o outro e o desejo de RECEBER um do outro. O desejo de dar pode se traduzir em serviço e devoção; o desejo de receber expressa uma necessidade inocente e genuína. Tem que haver equilíbrio entre dar e receber: o amor é um ato de equilíbrio entre essas duas coisas. Como eu já disse antes e vou repetir *ad nauseam*, equilíbrio é um conceito vital que deve estar sempre em nossa mente e em nosso coração. Tudo no mundo está ligado, tudo é indivisível. Você pode pensar em equilíbrio da maneira que quiser, mas é útil visualizá-lo assim:

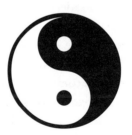

O velho símbolo yin-yang, um clichê já gasto para muita gente, é na verdade um símbolo eficaz que resume tudo a respeito do conceito de interdependência e equilíbrio. Deveríamos ter esse símbolo pendurado em casa, como um lembrete. (Ponha no quarto para que as visitas não pensem que você é um *hippie*!)

É aqui que as coisas começam a dar errado. Quando, numa relação, alguém dá mais do que recebe, ou vice-versa, existe um desequilíbrio. Então, o ato de dar, de servir com amor, começa a se transformar em escravidão e supressão do eu, enquanto a necessidade de receber se transforma em avidez, egoísmo, manipulação e controle. Em geral, há um duplo desequilíbrio na relação: os dois parceiros estão se desviando da "linha central" de equilíbrio e tudo está se desajustando, como uma roda com um eixo excêntrico. Analisando as razões e os motivos desse desequilíbrio, você tem condições de decidir qual é a essência floral que pode ajudá-lo nesse caso.

A idéia de dar e receber é exemplificada por duas das essências de Bach, **Centaury** e **Chicory**. Elas fazem com que o parceiro errante volte ao ponto de equilíbrio, restaurando a harmonia entre os dois.

Centaury funciona para pessoas que se afastaram do conceito de gentileza e devoção amorosa, tornando-se devotadas demais, escravas da pessoa ou pessoas que amam. Distorcida, a virtude se transformou em subserviência. Em geral, essas pessoas são boas e gentis, mas tendem a ser facilmente influenciadas por alguém de personalidade mais forte, que talvez se aproveite de sua natureza bondosa. A jovem esposa que se antecipa como uma escrava a cada capricho do marido egoísta e mimado é um exemplo clássico do estado Centaury negativo. (Uso como exemplo uma mulher porque já se observou que, em geral, são as mulheres que precisam desse remédio.) Ela não consegue se defender, não consegue dizer não, e continua servindo em detrimento do próprio espaço e das próprias necessidades emocionais. O remédio floral não fará com que ela compense seu comportamento indo no sentido oposto e se tornando egoísta. As virtudes superiores de sua personalidade, a capacidade de amar e de cuidar com ternura e afeto, permanecerão. Mas ela vai conseguir preservar a própria individualidade e identidade dentro da relação, como algo a ser respeitado. Ela verá o parceiro como um igual e vai passar a dar e receber em igual medida.

Ocasionalmente, Centaury ajuda pessoas que estão numa relação errada, a perceber sua situação e a criar coragem para sair dela.

Vamos agora examinar **Chicory**. Você vai ver que essa essência corresponde a estados que são o oposto exato do estado Centaury negativo: ela é indicada para pessoas cujo potencial de dar amor se tornou negativo, resultando em egocentrismo, egoísmo e tendência a dominar emocionalmente o parceiro. As pessoas Chicory são hábeis para obter prazer e vantagens emocionais, e o fazem de várias maneiras. Assim como adulam e agradam, podem ficar amuadas e de mau humor quando não conseguem o que querem. Seu amor é condicional, unilateral, bloqueado. Elas recorrem à chantagem emocional, fingindo irritação e aborrecimento; sentindo-se facilmente desprezadas, ficam zangadas ou se fazem de doentes (algumas vezes de modo tão convincente que acaba virando verdade!) quando as coisas não acontecem do jeito que pretendem. Precisam ter as pessoas de quem gostam à sua volta, como "uma corte", mais para refletir seu ego glorioso do que qualquer outra coisa, como observa Mechthild Scheffer no livro *Bach Flower Therapy — The Com-*

plete Approach. Elas seguram os outros e não dão àqueles que amam a liberdade que merecem. Trata-se, na verdade, de um estado de insegurança. Até mesmo os comportamentos doces e irresistivelmente inocentes podem ser parte da dinâmica Chicory. Por exemplo, uma pessoa que está sempre dizendo que tem medo de que a relação venha a se deteriorar ou de que o parceiro conheça outra pessoa, que está sempre querendo uma reafirmação do amor, pode estar atrás de elogios. Essa pessoa quer ouvir o parceiro dizer: *"Não, meu bem, eu te amo... acho que você é demais. Não posso viver sem você."* E assim vai.

O Dr. Bach acertou em cheio quando descobriu esse remédio floral, porque tem muita gente que precisa de **Chicory**! Acho que o estado Chicory negativo é um dos problemas emocionais mais corriqueiros. Por quê? Boa pergunta. Quando nos sentimos fracos, inseguros ou deprimidos, não somos tentados a massagear o próprio ego à custa de alguém? O fato de o estado Chicory negativo ser tão comum tem a ver com a educação que recebemos quando crianças e, aliás, há muitas crianças que precisam dessa essência. Animais mimados e monopolizadores de atenção também precisam dessa essência, como o cachorrinho que fica nos olhando fixamente, procurando chamar a nossa atenção, quando queremos ler ou assistir à televisão. A tentação de pegá-lo no colo é grande, mas teremos perdido um ponto: cachorro Chicory 1, Dono 0.

Chicory tem um lugar importante nas relações. Na história de Mike e Rose, no capítulo 2, Mike reagiu bem a essa essência e deixou de pressionar Rosie para fazer sexo com ele, passando a respeitar seus problemas e a ter paciência com ela. É isso que a essência faz quando é usada por algum tempo: gera respeito pelos desejos do outro e aumenta bastante o espaço para um verdadeiro amor.

Em algumas circunstâncias, o estado Chicory se transforma num estado **Vine**, dominante e controlador, quando as tentativas de manipulação de Chicory não funcionam. A pessoa Vine é mais declaradamente tirânica e dominadora — mas não menos fraca e necessitada de ajuda. Esse remédio se aplica mais aos homens do que às mulheres.

Muitas vezes, **Centaury** e **Chicory**, ou pelo menos as idéias das dinâmicas distintas dos traços emocionais a que se aplicam, são a base da solução para qualquer problema de relacionamento. É como se desse para pô-las juntas num frasco e vendê-las como uma panacéia para problemas conjugais! Em torno dessas duas essências básicas agrupam-se outras, mais específicas, entre as quais você pode escolher as mais indicadas para a sua situação:

❊ **Bleeding Heart** nos permite dar liberdade à outra pessoa em vez de nos agarrar a ela.

- **Rough Bluebell** ajuda quem tem dificuldade de dar amor e compaixão, embora precise recebê-los dos outros.

- **Holly** favorece o amor dissipando a hostilidade, a raiva, a suspeita e o ressentimento. **Mountain Devil** também nos ajuda a minimizar essas emoções tóxicas.

- **Tiger Lilly** equilibra as virtudes masculinas e femininas; assim, ajuda a resolver as dificuldades que ocorrem numa relação em que o homem é duro, dominante e agressivo, e a mulher dócil, gentil, obediente e submissa.

- **Bluebell** nos ajuda a compartilhar, abrindo o coração para o amor e para o companheirismo equilibrados.

- **Yellow Star Tulip** favorece a cooperação, equilibrando comportamentos egoístas e agressivos.

- **Quaking Grass** melhora a capacidade de funcionar em situações de equipe sem perder a identidade.

- **Impatiens** resolve a tendência a corrigir, a criticar, a ser impaciente e mordaz.

- **Sunflower** favorece o equilíbrio entre excesso e falta de segurança.

- **Isopogon** ajuda quem tende a manipular e a controlar os outros e quem perdeu o contato com a sabedoria interior.

- **Deerbrush** se aplica a problemas derivados da falta de honestidade e franqueza na relação.

ATITUDES E HÁBITOS

Muitas vezes, trazemos para uma relação características arraigadas, vindas de circunstâncias de vida anteriores, que prejudicam a harmonia. As idéias rígidas que temos sobre certas coisas tendem a provocar choques de personalidade. Essas idéias podem estar relacionadas a ideologias religiosas, a opiniões morais ou a uma forte ética de classe; podem ser atitudes a respeito da vida que não foram trabalhadas e se expressam em noções racistas e sexistas. (O remédio **Slender Rice Flower** é bom para ampliar mentes estreitas e envenenadas, como as dos racistas. Quem tem uma relação inter-racial deveria oferecê-lo aos parentes!)

Às vezes, não estamos dispostos a abandonar certos comportamentos reconfortantes, ou apenas rotineiros. É o caso do homem recém-casado que continua saindo para beber com os amigos todo fim de semana, mesmo que a mulher não goste. Ele não entende que as coisas mudaram. (Talvez ele tenha um medo secreto ou inconsciente de perder o que entende como sua liberdade — ver, abaixo Compromisso). E há quem não perceba a necessidade de modificar certos hábitos agora que estão com alguém — por exemplo, a mulher desleixada que não está acostumada a arrumar as coisas nem a cuidar da aparência; ou o homem que tem mania de limpeza e não gosta do jeito não-tão-perfeito da companheira.

Vervain é o remédio indicado para casos em que as idéias rígidas sobre religião, moral, estilo de vida ou política são levadas ao ponto da obsessão ou do fanatismo, prejudicando a harmonia do amor. Lembra-se do Jeff, o vegetariano fanático do início do capítulo? Um caso muito claro de Vervain.

Para pessoas duras e sem humor, incapazes de ver o lado engraçado das coisas ou de adotar outro ponto de vista, recomenda-se as essências florais **Zinnia** ou **Little Flannel Flower**. Elas favorecem a disposição para brincar e se divertir, minimizando a ênfase excessiva na lógica e na seriedade e a repressão à criança interior. Fique esperto, Senhor Spock!

Pessoas que têm um forte senso de superioridade, associado a certas atitudes que possam ter, devem tomar **Water Violet**. Esse remédio favorece a tolerância e a capacidade de permitir aos outros o direito a diferentes pontos de vista. **Purple Monkeyflower** ajuda quem se agarra a ideologias religiosas convencionais por medo de enfrentar a vida sem "muleta" (ou seja, sua espiritualidade se baseia no medo e não no amor).

Yellow Cowslip Orchid, Snapdragon e **Beech** ajudam pessoas mentalmente rígidas, críticas demais, arrogantes e "sempre certas". **Bauhinia** é para aquelas que resistem à mudança.

Yellow Star Tulip e **Kangaroo Paw** funcionam para quem não se dá conta do impacto que produz nos outros, tendo pouca sensibilidade social. Kangaroo Paw é especialmente indicada para pessoas que "metem o nariz em tudo" como "um touro numa loja de porcelanas" – sendo socialmente sem tato e indelicadas. **Chestnut Bud** ajuda a modificar comportamentos infantis, ineptos, impulsivos e imponderados; além disso, faz com que a pessoa aprenda a lição e reflita antes de abrir a boca no futuro.

Compromisso

Às vezes, a perspectiva de estabilidade com um novo parceiro e de se comprometer com a relação é assustadora. Algumas pessoas têm esse medo desde o começo, logo que começam a perceber que a relação está indo além de uma brincadeira. Há quem consiga dizer com franqueza, logo de início: "Eu não quero magoar você mas não estou atrás de uma relação séria neste momento. Desculpe decepcioná-lo." Mas, em geral, isso é adiado, por uma série de razões:

❈ Medo de magoar a outra pessoa ou falta de coragem para tocar no assunto — nesse caso, **Dog Rose** ou **Mimulus** ajudam a arranjar coragem.

❈ Incapacidade de se resolver por uma coisa ou por outra (experimente **Scleranthus** ou **Paw Paw**).

❈ A pessoa não se dá conta do tamanho dos sentimentos que a outra tem por ela. Não há remédio para isso!

❈ (OU: ela está apenas se divertindo e não liga para o que a outra sente. Neste caso, ela não vale nada e a relação não vai ser mesmo grande coisa. Se alguém agir assim com você, caia fora o mais rápido possível e fique atento no futuro.)

O resultado da incerteza e procrastinação é que, de repente, a pessoa percebe que as coisas estão fora do seu controle, que a relação ficou séria e que está enganando a outra pessoa, fazendo-a acreditar em outra coisa.

Nessa situação, ela está diante de uma encruzilhada. Um dos caminhos leva para o fim da relação, com muito sofrimento (**Boronia, Honeysuckle, Sturt Desert Pea**) e culpa (**Pine**), mas provavelmente será melhor no final.

O outro caminho é pensar: *"Por que não assumir a relação? Afinal, essa pessoa me ama de verdade, nós nos damos bem e podemos ter juntos um futuro decente. Pode ser que o problema não esteja na relação, mas em mim — em algum medo ou bloqueio emocional que eu tenho sem saber."*

E se você decidir, de coração, que prefere assumir a relação, mesmo que a idéia seja assustadora, há essências florais para ajudá-lo a superar as barreiras emocionais: **Wedding Bush** é uma essência australiana que Ian White, seu criador, define como "o cimento que une a relação". Descobriu-se que, no ponto em que a paixão inicial diminui e a relação começa a se estabilizar na fase seguinte, muitos homens, que pensariam em terminar a relação e partir para outra conquista, se beneficiam com a essência e conseguem manter o compromisso. Wedding Bush diminui o interesse por aventuras e mantém a atenção voltada para o lugar certo. Outra essência australiana, **Illawarra Flame Tree**, ajuda quem tem medo de responsabilidade. Tais pessoas evitam se envolver demais, talvez com medo da rejeição e do sofrimento. A essência fortalece a determinação e lhes permite pegar a vida pelos chifres.

Para viabilizar o amor, a coragem, a entrega e o respeito, é preciso se livrar dos valores e emoções negativas e encontrar um ponto de harmonia. Como casal, vocês são como duas cordas de um instrumento que precisam vibrar na freqüência correta para produzir juntas um som harmonioso. Manter uma relação é como manter o violão afinado. Sem uma manutenção[1] para ajustar as coisas de vez em

---

1. A palavra "manutenção" vem do latim medieval *manutentione*, que significa "ação de segurar com a mão". Essa é uma bela ilustração de como cuidar de uma relação para impedir que ela se estrague.

quando, haverá dissonância e dor de cabeça! Mais uma vez, tudo isso pode ser considerado uma questão de equilíbrio. Você ganha um pouco, você perde um pouco. Você dá, você recebe. Você trabalha, você descansa. E enquanto isso, há uma extensa gama de essências florais incríveis bem à mão, para você usar como recursos de afinação e otimização sempre que precisar e pelo tempo que quiser. O que poderia ser melhor, mais simples e mais satisfatório?

Capítulo Quatro
Três é Bom

A grande maioria dos casais que ficam juntos por algum tempo tem pelo menos um filho. Pensando em todos os casais do seu círculo de amigos, parentes e conhecidos, quantos estão no processo de planejar, ter ou criar os filhos? Oitenta ou noventa por cento? Mais?

Quando alguém anuncia que vai ter um filho, a reação automática dos outros é uma expressão sincera de congratulação e alegria. Mandamos cartões para o casal feliz, telefonamos para todo o mundo e espalhamos a boa notícia. Acreditamos que esse é um acontecimento que só trará felicidade. A família está florescendo, lançando raízes, estendendo-se. É de fato uma coisa a ser celebrada. É também uma coisa pela qual as pessoas estão dispostas a fazer qualquer sacrifício. Muitas mulheres entram em crise se não conseguem ter filhos e, com isso, a relação fica abalada. Quando contemplamos de fora a idéia de ter filhos, como uma abstração, um sonho, vemos apenas seu aspecto positivo e feliz.

Aí vem o Porém! A julgar pelo número de famílias miseráveis, infelizes, que lutam para sobreviver, de lares desfeitos, de filhos não desejados que carregam pela vida terríveis feridas emocionais, pelo nível de *stress* e ansiedade que as pessoas se infligem na tarefa de educar os filhos, não dá para negar os aspectos negativos relacionados a essa empreitada. Ter filhos é uma tarefa de proporções *aterradoras* e que, definitivamente, não pode ser tratada com leviandade. Nossa vida nunca mais será a mesma, o mundo à nossa volta nunca mais será o mesmo. Criamos novas vidas, trazemos novos seres para este mundo — novos seres que vão viver, amar e sofrer, rir e chorar, que passarão pelos altos e baixos da condição humana, que afetarão a vida dos outros, que serão santos ou pecadores, que vão abrir caminho a duras penas nas águas lodosas da vida e trabalhar duro para fazer sua contribuição ao coletivo, "pagar suas dívidas" e, no final, decair e morrer! Estamos falando de uma responsabilidade gigantesca, impensável, de uma megarresponsabilidade que deve ser assumida com seriedade.

Como podem as essências florais tornar alguém mais consciente da natureza séria dessa questão? Quando mulheres (especialmente as mais jovens) que tendem a idealizar a idéia de ter um bebê, sonham sonhos fofos como algodão-doce cheios de roupinhas e sapatinhos para essa boneca viva que terão para brincar, o remédio **Clematis**, de Bach, a essência da "cabeça nas nuvens", pode ajudar. Ter a cabeça nas nuvens é ótimo — desde que os pés estejam no chão! Pois essa essência nos ajuda a ficar com os pés no chão, ajudando quem não percebe os desdobramentos do caminho que está para seguir. **Cerato, Goldenrod** e, até certo ponto, **Walnut**, libertam a mente de impressões recebidas de fora, como por exemplo, neste contexto: "todo o mundo tem filhos na minha idade e eu também vou ter, só para não ser diferente."

Reconhecida a grande responsabilidade que é a criação de um filho, se um dos parceiros achar que não pode arcar com ela, talvez o melhor seja esperar um momento melhor. Nenhuma lei nos diz que temos que ter filhos ainda jovens, embora muitos casais tenham pressa. E nenhuma lei nos diz que temos que ter filhos! Muitos casais decidem não ter filhos e nunca se arrependem, aproveitando sua liberdade, que é muito maior do que a dos amigos que optaram pela paternidade. Uma pesquisa recente na Grã-Bretanha revelou que muitos pais, se pudessem voltar atrás, não teriam filhos. E devem ser proporcionalmente poucos os que admitem ter um sentimento que é tabu. É comum o pai ou a mãe dizer ao filho, em geral numa discussão quando o filho é adolescente, que ele veio ao mundo por acidente. Mesmo sendo uma tática (bastante desleal) usada para magoar, essa afirmação tão comum mostra que, muitas vezes, conscientemente ou não, os pais se ressentem de terem tido filhos por causa do ônus que isso lhes impôs. Na verdade, é como dizer: "Nós nunca quisemos você. Você nos foi imposto. Antes nunca tivesse nascido!" Em casos extremos, eles podem vir a se ressentir da própria existência do filho, o que às vezes se expressa em atos de espancamento e tortura. Ainda neste capítulo, vamos falar de terapia floral para esses problemas.

A DECISÃO

Muitos casais têm filhos depressa demais. Às vezes, eles têm consciência das responsabilidades que estão assumindo e confiam em sua capacidade de arcar com elas. Em outros casos, é mais uma questão de "os tolos entram correndo onde os anjos temem pisar", uma receita para o desastre emocional. Mas outros não acham assim tão fácil decidir se querem ou não ter filhos, se querem tê-los logo, mais tarde ou nunca, ou se é melhor "ver o que acontece". Na verdade, essa hesitação lhes dá uma oportunidade de ouro, que pode nunca se repetir, de avaliar com cuidado o caminho que estão tomando. Diferentes pessoas pensam sobre isso de ângulos diferentes, o que se reflete na escolha das essências florais que as ajudarão a chegar a uma visão clara das questões envolvidas.

Os usos terapêuticos da essência floral **Scleranthus**, de Bach, giram em torno da questão do equilíbrio, especialmente com relação às tomadas de decisão. Tipicamente, quem precisa desse remédio é alguém que está diante de duas opções, A e B, que precisam ser pesadas e comparadas, e uma delas descartada em favor da outra. Mas a pessoa não consegue escolher uma delas e descartar a outra. De um ponto de vista, parece que a opção A é a melhor escolha e que a B deve ser descartada. Mas essa conclusão dura pouco porque logo surge uma outra maneira de ver o problema — e agora parece que seria melhor optar por B e não por A... Essa indecisão mental gera uma inquietação considerável. Num certo ponto, a pessoa perde a perspectiva e não consegue mais saber o que está certo e o que está errado. Scleranthus permite que as decisões corretas sejam tomadas de maneira rápida, intuitiva e precisa, já que ajuda a abrir um caminho de percepção entre o eu superior e a personalidade exterior, permitindo que os dois se comuniquem. Sejam quais forem as questões que desafiam a mente — sejam elas decisões a respeito da viagem nas férias ou da possibilidade de ter um bebê — se houver uma indecisão crônica, **Scleranthus** ajuda. Se os dois estão indecisos a respeito de ter ou não um filho, eles podem tomar esse remédio ao mesmo tempo.

A essência **Paw Paw**, da família de essências australianas (embora a árvore seja nativa do México), também nos põe em contato com a personalidade superior que, como disse Ian White, "tem a resposta para todas as perguntas". No estado **Paw Paw** negativo, de indecisão e confusão, pode haver essa mesma indecisão entre duas opções. Por um lado (paw), há esta escolha, por outro (paw), aquela. Quando, no caso de uma decisão importante, como a de ter um filho, há dúvidas a respeito de que caminho tomar, essa essência traz a clareza mental necessária. Se for possível reservar um momento tranqüilo para meditar, o efeito é mais acentuado. Usar essências como **Scleranthus** e **Paw Paw** é como ter um oráculo particular ou um gênio da lâmpada dando consultas gratuitas durante 24 horas por dia! Lembre-se, o oráculo que tem a solução para o seu dilema é você mesmo.

Mullein é uma essência da família FES que também trata o problema da indecisão. Essa essência potencializa a capacidade de entrar em contato com a nossa própria fonte de orientação, a voz interior. Ela é benéfica também para qualquer pessoa que se deixe influenciar por vozes vindas de fora — da sociedade, em forma de convenções sociais e idéias sobre o que é "normal", ou de uma outra pessoa, como o parceiro, em forma de pressão. É preciso ser sincero consigo mesmo diante de tais pressões. E aqui voltamos ao que discutimos nos capítulos anteriores: a importância de manter o equilíbrio numa relação. Quando um dos parceiros pressiona o outro para que comecem uma família e tenta lhe impor sua vontade, as coisas saíram de equilíbrio. Se você quer ter um filho com toda a certeza mas o seu parceiro não, é errado forçá-lo. Se você não consegue controlar esse desejo, experimente **Vine** por algum tempo, uma essência que favorece o respeito pela vontade do outro. Se quem está sofrendo a pressão é você, **Mullein** é útil porque cristaliza seus sentimentos interiores, permitindo que você chegue à sua própria decisão. **Centaury** também é útil nas situações em que uma pessoa domina a vontade da outra, que acha difícil defender a própria verdade interior. **Cerato** nos ajuda a ser mais independentes e a pensar com mais liberdade, diminuindo a suscetibilidade à opinião e à influência dos outros.

Um bom exemplo do tipo de pressão que um parceiro pode exercer sobre o outro para que tenham filhos, é o do filme *Educating Rita*, com Julie Walters e Michael Caine. (A interação dramática entre os personagens de um filme é uma boa maneira de examinar os problemas emocionais que surgem na vida real, funcionando como uma espécie de laboratório emocional. Por isso, nos *workshops*, costumamos ver trechos de filmes e "prescrever" essências florais para os personagens.) Nessa história, o marido quer filhos mas a mulher não quer. Ela toma pílulas secretamente, pois sente que precisa "se encontrar" por meio do estudo e da literatura antes de dar início a uma família. Quando eles voltam a se encontrar, cada um está levando uma vida diferente, e ficamos com a sensação de que foi melhor assim.

Essa é uma história realista: no caso de um confronto de vontades, pode ser que a única solução seja acabar com a relação. Parece extremado? Melhor do que ser escravizado pelos desejos do outro, desistindo de tudo o que há de valioso na vida. Por toda parte, há mulheres que se deixaram empurrar para a maternidade quando, no íntimo, não era isso o que queriam — pelo menos naquele momento. Isso, na minha opinião, é um crime contra o indivíduo e contra a liberdade, como qualquer ato de controle e manipulação. Isso não é amor e também não é um bom ambiente para se educar uma criança. Essas mulheres poderiam ter tomado **Mullein, Cerato** e **Centaury**, que as ajudariam a desenvolver a capacidade de dizer com firmeza: "Não! Vou ter filhos quando estiver preparada e agora não me sinto preparada!"

Nas páginas 72-74, discutimos o medo do compromisso. Vimos que as essências florais **Wedding Bush** e **Illawarra Flame Tree** ajudam a cimentar a determinação de uma pessoa ou de um casal, permitindo que encarem o compromisso de frente. Fazer um filho juntos é, para muita gente, a expressão definitiva de que duas pessoas estão unidas no amor e dispostas a tocar a vida juntas. Se é assim que você se sente, mas lhe falta coragem para dar mais aquele impulso e mergulhar na paternidade ou maternidade, considere a possibilidade de tomar uma dessas essências ou as duas. **Illawara Flame Tree** beneficia pessoas que hesitam, adiam e protelam indefinidamente a paternidade. Não é que não queiram ter filhos — se não quisessem, a opção seria clara. Elas querem mas têm medo da responsabilidade. Pensando bem, isso não é tão ruim. Pelo menos, estão *cientes* da responsabilidade — enquanto muita gente não está! Elas precisam apenas vencer o medo e é aí que o remédio pode ajudá-las. A combinação de Illawara Flame Tree e Wedding Bush reforça o vínculo que une o casal — dando-lhes sinal verde para ir em frente e aumentar a família.

Concepção e gravidez

Não pretendo apresentar aqui um guia completo de essências florais para a gravidez, pois isso fugiria aos objetivos deste livro. O assunto é tratado com detalhes no livro de Judy Howard, *Bach Flower Remedies for Women*, que dá bons conselhos sobre o uso de essências do Dr. Bach que podem tornar esse período mais confortável e relaxante.

Mas, ampliando o campo em discussão para incluir as diferentes famílias de essências florais que examinamos neste livro, vamos considerar os problemas que os rigores da gravidez podem causar à mulher, ao homem e à relação em geral.

Muitas mulheres acham que a gravidez é um período muito estressante, com um problema atrás do outro golpeando seu estado de espírito e solapando sua energia à medida que os meses avançam. O *stress* emocional pode ser grave a ponto de causar problemas antes mesmo do início da gravidez. No livro *Australian Bush Flower Essences*, Ian White explica que em vinte por cento ou mais dos casos de infertilidade feminina, são bloqueios emocionais que impedem a concepção. Esses bloqueios podem ser conscientes ou não, indo da insegurança diante dos problemas da gravidez até uma incerteza mais fundamental com relação à maternidade. Para os casos de infertilidade feminina sem nenhuma causa física aparente, Ian White usa seu remédio **She-oak** — que parece ter um grande efeito. Essa essência é usada de maneira um pouco diferente das outras: ela é tomada por um mês, depois se faz um intervalo de duas semanas, depois é tomada por mais um mês e assim por diante. Em geral, as mulheres que tomaram o remédio conseguiram conceber depois de seis meses. Se o processo demorar mais do que isso, White recomenda combinar o remédio com **Flannel Flower** para potencializar o efeito.

She-oak é indicada também por ginecologistas para tratar desequilíbrios hormonais associados à fertilidade, como a TPM.

Algumas essências florais norte-americanas também ajudam nesse tipo de problema. O remédio **Alpine Lily** ajuda homens e mulheres a entrar em contato com seu lado feminino de maneira mais profunda e significativa. No caso das mulheres, pode ser que não estejam seguras em sua condição física de mulher. Pode haver uma alienação da feminilidade do corpo e especialmente do aspecto reprodutivo, talvez com um certo desgosto pelos órgãos reprodutores (**Crab Apple** também funciona bem nesses casos). A capacidade de engravidar e manter a gravidez pode ser afetada de maneira negativa por esses sentimentos e atitudes. Revertendo-os, **Alpine Lily** dá à mulher mais possibilidades de engravidar.

Já falamos (no Capítulo Dois) que a essência **Easter Lily** tem a capacidade de corrigir qualquer falha em nossa atitude diante da sexualidade e da espiritualidade. Assim como é possível ver o sexo como o pólo oposto ao amor, como algo baixo e sujo, é possível também ter atitudes negativas com relação às funções físicas do sistema reprodutor. Tudo o que diz respeito a ele pode ser considerado imundo, asqueroso e horrível. Com o tempo, essas crenças inconscientes e pensamentos equivocados afetam o funcionamento e o equilíbrio desses órgãos e, refletindo no corpo a hostilidade, o medo e a relutância diante do processo, dificultam a concepção. **Easter Lily** é usada para limpar e reequilibrar as energias dos órgãos sexuais/reprodutores e pôr o eu superior da mulher em sintonia com eles para que ela tenha uma visão holística e abrangente de si mesma como Mulher completa.

Quando o bebê é concebido e a gravidez tem início, os desafios que surgem tendem a trazer *stress* à relação, mas podem ser tratados com essências florais.

A gravidez pode ser um período de altos e baixos. Ela dura bastante tempo e pode debilitar e drenar a energia vital da mulher. **Scleranthus**, de Bach, que já foi mencionado neste capítulo no contexto das decisões, pode ser usado para cobrir a área mais ampla da indecisão e das mudanças de humor — em qualquer situação que tenha altos e baixos constantes. A instabilidade do período de gravidez pode deixar a mulher vulnerável a dúvidas, preocupações e inseguranças. Muitas vezes, **Walnut** também é útil nesses casos. Uma das palavras-chave para Walnut é *mudança* e, na gravidez, a mulher passa de uma fase para a outra, sempre enfrentando novos problemas, que podem lhe minar a estabilidade. A essência australiana **Bottlebrush** ajuda a enfrentar as mudanças e é usada por mulheres que se sentem esmagadas sob a pressão da gravidez, inseguras e preocupadas com o futuro. (**Bottlebrush** é útil não apenas na gravidez, mas durante a criação do filho também.) **Chamomile**, como remédio homeopático, é conhecida como "remédio das crianças". Traduzida em essência floral, é usada para equilibrar os altos e baixos e as mudanças de humor que ocorrem durante a gravidez, ajudando também a diminuir a náusea e o enjôo. Uma gravidez difícil e problemática pode provocar o tipo de *stress* que exige **Cherry Plum**. É quando uma voz dentro de você grita: "Eu não agüento mais! Estou a ponto de explodir!" Um outro remédio de Bach, **Olive**, é muito bem-vindo quando a energia diminui por falta de sono, causada talvez por desconforto ou preocupação constante. Essa essência ajuda também a estabilizar qualquer clima de tensão entre o casal nesse período, assim como **Impatiens** e **Snapdragon**. **Mustard** ou **Borage** podem ser consideradas quando a falta de energia dá lugar ao desânimo e à apatia.

À medida que o tempo passa e o final da gravidez se aproxima, surgem outros sentimentos confusos. Misturado à sensação de alívio, é comum o nervosismo com a proximidade do parto, especialmente no caso de mulheres que nunca passaram por isso. É sempre bom conversar com quem tem mais experiência. Mas à noite, quando você está deitada na cama sem ninguém para confortá-la, a mente pode se deixar levar por visões aterradoras, imaginando como será o parto, os problemas que podem ocorrer, se a criança vai nascer perfeita e assim por diante. A essência australiana **Dog Rose**, ou **Mimulus**, de Bach, indicadas para esse tipo de medo antecipatório, são de muita utilidade nesses períodos. Elas estimulam a coragem e a sensação de força diante de qualquer desafio que apareça no caminho. **Red Chestnut** ajuda no caso de medos específicos com relação à criança ou de uma preocupação exagerada com o seu bem-estar, que vai além do nível normal da ansiedade passiva e se torna uma fonte de *stress* e perturbação.

Muitas mulheres começam a se sentir desajeitadas ou feias durante a gravidez, com uma consciência tão aguda da mudança em sua aparência física que passam a acreditar que o parceiro está olhando para outras mulheres (Ver a seção sobre o papel do homem nas páginas 85-86). **Manzanita** ajuda nesses casos, assim como **Crab Apple** e **Billy Goat Plum**. Quando tais sentimentos se transformam em total insegurança, a mulher deve tomar **Larch** ou **Five Corners**.

Para tratar os diferentes estados emocionais associados à reprodução e à criação dos filhos, uma das melhores opções é a combinação de remédios australianos **Woman Essence**, antes chamada **Femin Essence**, uma mistura de **Billy Goat Plum**, **Bottlebrush**, **Crowea**, **Mulla Mulla**, **Old Man Banksia**, **Peach-flowered Tea Tree** e **She-oak**.

Quando começam os trabalhos de parto, o medo, a ansiedade, o pânico e a tensão podem ser rapidamente minimizados com doses improvisadas de **Rescue Remedy** ou **Emergency Essence**. Lembre-se que é impossível tomar uma overdose de essências e que elas são totalmente seguras. No entanto, avise com antecedência a equipe médica para que não fiquem se perguntando que droga estranha é essa que você está tomando!

A GRAVIDEZ INDESEJADA

Para muitas mulheres, descobrir que estão grávidas é motivo de comemoração e alegria, mas para outras é um desastre. Os motivos são vários: profissionais, quando a gravidez ocorre num momento em que a mulher resolveu seguir sua vocação ou montar um negócio; financeiras, quando alimentar outra boca vai estourar o orçamento já muito esticado; ou pessoais, quando por algum motivo ela sente que não pode arcar com a responsabilidade de ter um filho. Ela pode ser jovem demais, pode ainda estar na escola ou ser incapaz de lidar com circunstâncias mais sérias e diversificadas. Nessas condições, algumas pessoas sentem que é errado e irresponsável, para todos os envolvidos, trazer um bebê ao mundo. Mas, por motivos éticos, algumas nunca se permitiriam interromper uma gravidez. Neste caso, a sorte está lançada: o bebê está a caminho, os nove meses estão correndo.

Este livro não pretende emitir um juízo ou opinião a respeito da controvertida questão do aborto. Estamos tratando apenas do sofrimento emocional dos vivos e de como ele pode ser aliviado. Mas não se pode negar que, quando um "engano" leva à concepção de uma criança indesejada, descartar a opção do aborto pode lançar as bases de vidas e relações potencialmente infelizes. Quando uma mulher percebe que está grávida, o choque é grande e é provável que ela precise de um remédio como **Star of Bethlehem** para minimizar o impacto inicial. À medida que a novidade é absorvida, pode sobrevir um grande tormento, exigindo talvez essências como **Sweet Chestnut**, **Gorse** ou **Cherry Plum**, indicadas para casos de absoluto desespero, horror e desolação. Ou então **Rock Rose** ou **Grey Spider Flower** para o pânico declarado: "O que é que eu faço?" À medida que o tempo passa, ainda mais quando a outra parte responsável pelo desastre desaparece de repente, a mulher pode começar a nutrir fortes sentimentos de ressentimento e amargura — impossível censurá-la por isso! Infelizmente, esses fortes sentimentos negativos podem ser direcionados, conscientemente ou não, para o "representante" mais próximo dessa virada indesejável nos acontecimentos: a criança que ainda não nasceu.

Pense como deve ser vulnerável a alma do bebê nesse momento, totalmente passiva e receptiva. Pense em como deve ser importante para sua formação ficar imersa numa atmosfera de amor materno, desde o início da vida. Pense então no que acontece com essa alma quando tudo o que ela recebe são sinais velados — ou não tão velados assim — de hostilidade e rejeição. Nessa situação, mãe e filho sofrem uma terrível dor. Depois de nove meses algemados um ao outro, é fácil entender porque talvez nunca criem um vínculo. Mas os problemas deles mal começaram. Para a mãe, a vida parece estar sendo desperdiçada com o filho indesejado; para a criança, a vida é devastada pela falta de amor e carinho, uma dor traumática que provavelmente levará para a vida adulta e que prejudicará suas futuras relações. Falamos anteriormente sobre a responsabilidade de trazer filhos ao mundo — pois bem, eis uma situação em que a realidade morde, e bem forte.

Evening Primrose é uma essência floral muito importante nesse contexto, ajudando a formar um laço entre mãe e filho. Para a mãe do filho indesejado, a essência abranda ressentimentos e impulsos negativos destrutivos, conscientes ou não, contra a criança ainda no útero e, mais tarde, durante seu crescimento. Por outro lado, ela protege a criança das vibrações hostis que recebe. Seus benefícios serão absorvidos através do corpo da mãe enquanto a criança ainda está no útero.

Yellow Star Tulip também fortalece a relação entre mãe e filho. Ela permite que a mulher perceba o impacto do seu comportamento e do seu pensamento sobre a criança e que desenvolva empatia e compaixão no lugar da insensibilidade e da dureza.

Mariposa Lily ajuda a criança, e mais tarde o adulto, que sofreu rejeição por parte da mãe. A negação desse direito nato ao amor pode levar os homens a rejeitar suas qualidades femininas, a manter as mulheres a distância — talvez a odiá-las — e a nunca se abrir para relações amorosas. No caso das mulheres, isso pode prejudicar a visão que terão no futuro da maternidade, levando-as até a evitar por completo seu lado materno. Ambos os sexos podem crescer com a sensação de terem sido traídos, abusados e abandonados.

Willow trata o ressentimento corrosivo da mãe contra o homem que a engravidou e que talvez fugiu, contra a criança e contra o destino, por estar nessa situação. A ação positiva desse remédio é dar lugar à aceitação, ao amor, à tolerância, à calma e à paz.

Southern Cross ajuda os que se sentem injustiçados, vítimas do destino ou de outras pessoas. Essa essência funciona bem em combinação com **Willow**.

Cherry Plum ou **Vine** são indicadas nos casos em que os níveis muito altos de *stress* levam a pensamentos de violência contra a criança. Mas, quando tais pensamentos atingem níveis perigosos que se aproximam da psicose ou quando há risco desses impulsos aterradores serem concretizados, as essências florais sozinhas não trazem mais uma solução completa. Elas têm um papel importante no tratamento de doenças mentais e de distúrbios profundos de comportamento, e eu acredito que, no futuro, serão usadas cada vez mais como complemento do tratamento psiquiátrico. Mas nos casos em que não é seguro deixar uma criança aos cuidados de um adulto profundamente perturbado, a lei tem que intervir. É melhor que a criança passe pelo trauma de ser levada para um abrigo pelo serviço social do que ser terrivelmente violentada, espancada, deixada à míngua, torturada e, em alguns casos, assassinada.

Quando a gravidez não dá certo

É claro que nem toda gravidez se completa e termina com um parto. Para as futuras mães de filhos não desejados, que nunca seriam devidamente cuidados, o aborto natural pode ser uma bênção disfarçada para mãe e filho. (Não é raro o caso de mulheres que ficam aliviadas quando a gravidez não dá certo.) Mas, para a maioria das mulheres, que se sentem ligadas à criança que ainda não nasceu e plenamente satisfeitas com seu futuro papel de mãe, isso pode ser um choque terrível. O que o repertório de essências florais pode oferecer para uma mãe desolada?

Bleeding Heart pode suavizar a angústia de perder um bebê. Uma das qualidades dessa essência é tratar a dor emocional de quem se torna muito dependente de outra pessoa, de quem se entrega a uma relação a ponto de perder a vontade de viver quando esta acaba, sentindo-se como se tivesse perdido uma parte de si mesmo. Nos nove meses da gravidez, a mulher dá muito de si, no plano físico e emocional, para manter a existência da criança. Assim, quando esta lhe é arrebatada no último momento, ela tem a sensação de ter perdido uma parte de si mesma.

Sturt Desert Pea também trabalha o sentimento de perda e profunda tristeza, que pode continuar por muito tempo. Ela se revelou um remédio muito eficaz, talvez um dos mais eficazes de todos. E, como as essências florais tendem a trazer o alívio maior aos que sofrem mais agudamente, é possível mitigar a dor com esse remédio.

As essências de Bach a serem consideradas são **Star of Bethlehem** para o choque e a dor; **Gentian**, quando a frustração faz com que a mulher passe a evitar qualquer tentativa de ter outro filho; **Honeysuckle** quando ela se refugia no passado, pensando no que poderia ter acontecido e não vendo nenhuma promessa de alegria no futuro. O estado de depressão que às vezes advém pode ser aliviado com **Mustard** — que é usada também em casos de depressão pós-parto.

Todas as essências mencionadas acima ajudam também em casos em que a gravidez foi interrompida não por causas naturais, mas por causas artificiais, deliberadas. A decisão de abortar o bebê pode trazer muito sofrimento à mulher, pois é contrária ao seu instinto natural. Muitas mulheres passam a carregar um sentimento de culpa, outra emoção cruel e altamente destrutiva que, em alguns casos, pode durar anos ou até mesmo para sempre. Seja o sentimento de culpa justificado ou não, sua negatividade é aliviada com o uso regular de **Pine**, outro remédio de Bach. Algumas vezes, é preciso um tratamento prolongado para aliviar o peso da culpa, que pode se expressar em depressão profunda e males físicos crônicos.

O PAPEL DO HOMEM

Parece que deixamos o homem de lado nas últimas páginas, apesar de sua contribuição indispensável ao processo de fazer bebês. De certo modo, a atenção virtualmente exclusiva dada à mulher reflete o sentimento que muitos homens têm durante a gravidez da companheira: eles se sentem deixados de lado. Depois da breve figuração na primeira noite, não há muito mais que eles possam fazer além de desempenhar um papel de apoio e manter as finanças da casa funcionando enquanto a gravidez avança. Em alguns casos, isso causa problemas porque o homem se sente relegado à terceira divisão do relacionamento. Considere este exemplo:

HISTÓRIA DE CASO

KEITH

Juntos há quatro anos, Keith e Natasha eram um casal estável. Esperavam o primeiro filho, entusiasmados com a perspectiva de serem pais. Durante a gravidez, Natasha teve azia e muitas dores nas costas, recebendo muita atenção e cuidados. Ela tinha uma amiga que também estava grávida e as duas passavam boa parte do dia juntas. A mãe de Natasha aparecia sempre e conversava com ela sobre bebês. Tudo na casa girava em torno do bebê. De manhã, Keith entrava no carro, deixava seu mundo doméstico de conversas, livros e fitas sobre bebês, de preparativos para o bebê, e ia para a marcenaria. Das nove da manhã até as cinco da tarde, seu mundo era feito de prensas, plainas e serragem. Quando voltava para casa, era jogado de novo na "bebelândia", como ele mesmo dizia. A dor nas costas de Natasha significava que cabia a ele cozinhar, fazer as compras, limpar a casa e levar o cachorro para passear.

Depois de três meses dessa rotina, Keith começou a sentir como se sua vida já não mais fosse sua e como se sua casa não fosse mais um lugar para relaxar. Começou a inventar desculpas para ficar na marcenaria até mais tarde. Em suma, mesmo antes de o bebê nascer, Keith já começava a sentir-se ressentido e excluído. Natasha queria que ele fizesse um lindo berço de madeira. Ele, um profissional meticuloso e brilhante, fez um serviço amador e grosseiro, acabando por usá-lo como lenha para uma fogueira, o que causou uma tremenda discussão.

Quando finalmente a pequena Kirsty chegou, Keith sentiu-se totalmente negligenciado. Ele estava feliz, sem dúvida, por ter uma filha bonita, saudável e cheia de vida. Mas, no fundo, sentia uma subcorrente de ciúme se avolumando. Parecia que Natasha nem sabia mais que ele existia e que a relação estava cada vez mais desgastada. Ele começou a beber demais, ficou rabugento, emburrado, mordaz e irritado, e os dois viviam discutindo por questões triviais. Uma vez, escaparam-lhe as palavras "essa merda de bebê", que o chocaram no instante mesmo em que eram pronunciadas e o fizeram perceber que tinha um problema. Foi nesse ponto que ele, louvavelmente, resolveu procurar ajuda. Não sabia muito sobre terapias complementares ou essências florais e francamente nem ligava. Queria apenas alguma coisa que o fizesse melhorar sem ter de recorrer a antidepressivos.

Uma verdadeira Caixa de Pandora de emoções conflitantes tinha se aberto na mente de Keith. Ele não conseguia se livrar do ressentimento venenoso e vivia com pena de si mesmo por ser ignorado. Sentindo que a frustração aumentava ainda mais a pressão, ele tinha medo de explodir. Ao mesmo tempo, sentia-se terrivelmente culpado, sabendo que estava deixando Natasha na mão e negligenciando suas responsabilidades. Mas quando pensava nelas, sentia-se pouco à vontade, como se estivesse sobrecarregado (daí o ato simbólico inconsciente de pôr fogo no berço). Para tratar todos esses sentimentos, ele precisou de sete essências: **Chicory**, pela autopiedade; **Dagger Hakea**, por acumular rancor e ressentimento contra as pessoas que amava e por não conseguir comunicar seus sentimentos; **Cherry Plum**, pela sensação de estar a ponto de explodir; **Pine**, pelo sentimento de culpa; **Illawarra Flame Tree** pelo medo oculto da responsabilidade paterna; **Walnut** para ajudá-lo a enfrentar a mudança em sua vida. (O medo da responsabilidade era inconsciente e se revelou durante nossa sessão. Ele estava perturbado por não estar tão preparado para o futuro quanto imaginava. Na verdade, esse medo secreto parecia ser a causa real da crise, tendo desencadeado todas as outras emoções.) O sétimo remédio era **Bush Gardenia**, que Natasha também tomou, para reacender o calor e o interesse no parceiro, na hipótese de estar de fato dando atenção demais ao bebê à custa de Keith, tratando-o, sem saber, como se ele fizesse parte da mobília!

Seja como for, depois de um mês tomando a combinação de essências, Keith estava impressionado com a mudança que observou em si mesmo e na relação em geral. Estava mais calmo e capaz de controlar as emoções, mais carinhoso com Natasha e com vontade de se envolver mais com o bebê. As discussões pararam e eles estavam se redescobrindo e vivendo uma paixão renovada. Keith estava seguro quanto ao futuro e orgulhoso de sua família, referindo-se a ela como "equipe" — o que mostrava que, para ele, a família não era mais um grupo de indivíduos mas, o que era muito mais saudável, uma unidade sólida agindo para o bem de todos. Agora ele trabalhava satisfeito por prover a família e gostava de voltar para casa para cuidar das pessoas que amava. Em todos os sentidos, um cara mais feliz, equilibrado e otimista. Recentemente, soubemos que Keith e Natasha estão esperando um segundo filho. (Temos certeza de que o berço que ele fez desta vez é uma obra de arte que não vai virar lenha de fogueira...)

Capítulo Cinco
O Platô

Neste capítulo, vamos ver o que acontece quando uma relação começa a se deteriorar ou a perder a graça. Nesse estágio, a relação chega a um nível em que não pode mais crescer e fica estagnada. Nela, as pessoas ficam estagnadas também — sua personalidade murcha e elas se deixam levar pelo equivalente emocional do piloto-automático, vagando entorpecidas por partes importantes da vida sem viver nenhuma delas. Isso não deve ser confundido com a inevitável estabilização que ocorre em qualquer relação que passa da turbulência romântica para uma fase de calma e constância. Nessa fase, a ênfase é no companheirismo, na intimidade e no crescimento. Aqui, no platô alto e árido, a ênfase é no tédio, na rotina e na mesmice.

Para uma ilustração gráfica, vá a um restaurante hoje à noite e fique observando (discretamente) as pessoas. Pode ser o Ritz ou a lanchonete da esquina, tanto faz. Você vai descobrir quem se encaixa em cada uma destas categorias: há o cenário A, casais românticos totalmente absorvidos um no outro, de mãos dadas sobre a mesa, olhos nos olhos, falando intensamente ou caindo em silêncios longos e significativos, enquanto se olham com amor. Às vezes, deixam escapar risos abafados: os outros casais do restaurante olham para eles e, antes de voltar a seus pratos, trocam olhares e um sorriso pesaroso que diz "já fomos assim..."

Temos então os casais B. Já estão juntos há tempo suficiente para não precisar ficar sempre de mãos dadas, embora de quando em quando manifestem sua afeição abertamente e sua linguagem corporal seja afetuosa e receptiva. Sentem-se à vontade juntos e calmamente seguros na presença um do outro, têm muito o que conversar e o fazem com sobriedade e equilíbrio. Um pode contar com o outro e sua relação gera energia para que sigam em frente. Mas cada um deles é também um indivíduo. Formam uma boa equipe, que atingiu seu equilíbrio.

É provável que você não veja muitos Bs.

Vamos agora examinar o grupo C. Estão por toda parte. O Senhor e a Senhora C podem estar juntos há não mais do que três ou quatro anos, mas para eles e para quem os observa, parece três a quatro séculos. Os Cs passam boa parte do tempo se ignorando. Não se trata de partilhar um silêncio confortável ou de aproveitar o calor do companheirismo. O problema é que não têm o que dizer um ao outro. Esgotaram o assunto e ficam à mesa como estranhos, com pouca interação além de "passe o sal". Não há sinal de ternura entre eles: nunca se tocam e nunca olham um para o outro além do tempo necessário para estabelecer comunicação. Esparsos, os fragmentos de conversa nem têm resposta ou se limitam a irrelevâncias sem graça.

Ela: "Ficou sabendo que a Mary Jones pôs fogo nela mesma na semana passada?"
Ele: "Humm?".
Ela: "Vai chover de novo."
Ele: "É melhor instalar logo aquela comporta."

É claro que todos nós temos momentos assim! Mas para o casal C a vida é assim quase o tempo todo. Houve uma época em que estavam apaixonados, ficavam de mãos dadas, riam e olhavam felizes um para o outro por sobre a mesa. É óbvio que alguma coisa deve tê-los unido. Olhem para eles agora! O que aconteceu? A centelha se apagou. Parece que mais nada os une. Em casa, a televisão está sempre ligada e passou a ser o principal foco de atenção, substituindo a necessidade de conversar. Se você for jantar na casa deles, vai ver que não desligam a televisão. No carro, ouvem músicas que impedem qualquer conversa e que absorvem a atenção, de maneira que não é preciso pensar em outra coisa (e nem dá). Quando saem de férias, têm que ir a clubes noturnos, cassinos, lugares barulhentos com luzes faiscantes e muita atividade. Morreu a idéia de andar numa praia deserta à luz da lua — não há nada a dizer.

Isso me lembra uma fala do filme de Woody Allen, *Manhattan Murder Mistery*. Larry (Woody Allen) e sua mulher, interpretada por Diane Keaton, são um casal de meia-idade. Uma noite, antes de dormir, ela pergunta: "Você não acha que estamos virando um par de sapatos velhos e confortáveis, acha?" E ele replica: "Confortáveis não!"

Quando sonhamos com o que seria a bem-aventurança conjugal, todos nós temos uma visão que lembra a família Walton: intimidade familiar constante, estável, duradoura. Essa família trabalha junta, vence qualquer dificuldade que a vida lhe impõe e, ao final de cada episódio, estão todos juntos à mesa do jantar, rindo e conversando: um mundo de fogo na lareira, de simplicidade alegre e de torta de maçãs da mamãe. Imaginem os Walton à mesa, mastigando a comida sem olhar um para o outro. É impensável. Mas, quando observamos um casal encalhado no platô de uma relação estéril e estagnada, o que vemos lembra muito mais o clássico casal não-funcional do desenho animado (tão verdadeiro), Marge e Homer Simpson. De fato, ver os *Os Simpsons* deveria ser obrigatório para todos os casais que procuram uma terapia conjugal.

Na vida real, uma relação raramente passa pelos anos sem deparar com obstáculos internos, precisando assim de reajustes e reavaliações. Eu tenho certeza de que todas as relações passam por fases conturbadas.

Numa de minhas lembranças mais antigas, eu tinha uns 8 anos e estava com meu pai no carro, parados na rua à espera de alguém. Um casal de idade — deviam estar entrando nos 80 — passou por nós. Estavam de mãos dadas, olhando com ternura um para o outro. Aquilo me chamou a atenção, já que nunca tinha visto uma demonstração de afeto entre os meus pais. Meu pai também notou o casal e comentou com tristeza que era bonito ver duas pessoas se querendo tanto depois de tantos anos. Eu percebi, por algum motivo, que ele estava pensando o mesmo que eu, vendo sua relação refletida negativamente na imagem feliz do casal de velhos. Isso me impressionou muito e tenho uma lembrança nítida da cena.

O que mata o casamento é a rotina e a familiaridade. Quando você faz a mesma coisa todos os dias com a mesma pessoa, fica difícil manter o entusiasmo. Isso pode significar o fim, completo ou parcial, das expressões de amor, do companheirismo, da vida sexual e da essência do que fez com que a relação valesse a pena. Toda uma indústria gira em torno da tentativa de manter o viço das relações a longo prazo e livros como *How to Make Love to the Same Person for the Rest of Your Life* são grandes sucessos de venda.

A recomendação mais comum para casais estagnados é: *quebrem a rotina*. Façam mudanças. Dêem atenção um ao outro. Façam alguma coisa diferente. Esse é um bom conselho, desde que o casal já tenha a centelha necessária para seguir em frente e vencer essa fase negativa. Mas e se não tiver? Um bom conselho é uma coisa maravilhosa, mas fica na esfera das idéias, da lógica e da racionalidade, que tem pouco impacto para quem tem um ponto de vista emocional negativo. Tais pessoas são, por definição — por favor, não vejam nenhum tipo de crítica ou julgamento nesta palavra — irracionais, governadas por sentimentos desequilibrados. Os conselhos vindos de fora não são suficientes: é preciso entrar em contato com os bons conselhos que vêm de dentro. É aqui que os efeitos catalisadores e de reajuste das essências florais entram em cena, pondo-nos em contato com o pequeno sábio que vive aqui dentro em algum lugar!

Vejamos alguns exemplos:

❀ **Bush Gardenia** ajuda a reacender o interesse mútuo num casal cuja vida em comum deteriorou. Talvez cada um tenha passado a se interessar apenas por si mesmo com o desgaste da união entre eles. A paixão é pouca e a vida sexual que restou é sem graça e rotineira, uma coisa que se faz só por fazer. Pode ser que esse lado da vida tenha secado por completo. **Bush Gardenia** tem o poder de renovar a paixão e redespertar a ternura — para que os dois fiquem juntos porque se querem e não por hábito, numa mera proximidade geográfica. Em outras palavras, ela dá à relação o que ela mais precisa: uma razão de ser.

- **Yellow Star Tulip** age no domínio da sensibilidade, da intimidade e da empatia. Ela é boa para tratar relações que ficaram sem graça, sem alma e sem imaginação. Qualquer uma dessas essências pode ser usada pelos dois, ajudando a derrubar as barreiras que foram erguidas no correr dos anos.

- Muitos casais estagnados passam a se tocar cada vez menos. A essência **Flannel Flower** aumenta a sensibilidade e estimula o contato mais carinhoso. Funciona especialmente bem no caso de homens que perderam o contato com seus aspectos mais ternos. Ajuda a abrir a relação para uma comunicação melhor, permitindo a expressão dos sentimentos e da confiança.

- A sua relação caiu na rotina? Se você se sente estagnado e confinado, incapaz de crescer, com falta de uma centelha vital ou de energia interior, um remédio a ser considerado, que ainda não mencionamos neste livro, é **Cayenne**, uma pimenta. Trata-se de uma essência americana capaz de acrescentar tempero a uma existência emocional inativa e fleumática. É uma grande catalisadora e geradora de energia. (As propriedades físicas da planta — neste caso o poder que a pimenta tem de aumentar o sabor e o interesse de uma variedade de pratos — se refletem no plano das emoções quando a mesma planta é usada em forma de essência floral. O "gosto" vibracional, metafísico, da planta é semelhante ao seu gosto físico.)

- **Kapok Bush**, que tem uma certa semelhança com **Wild Rose**, de Bach, é para pessoas apáticas, indiferentes, sem energia ou incentivo para fazer as coisas. Esse é um estado comum depois de anos de mesmice. Essa essência revelou-se capaz de revigorar a vida sexual de casais que, antes, nunca se dariam ao trabalho de usar toda aquela energia só para fazer amor!

- Devido às suas condições de vida, muita gente está sempre sem energia e motivação para viver. A energia, o entusiasmo e a alegria de viver podem ser revitalizados com o uso de **Swamp Banskia**. Nesse sentido, ela tem muito em comum com **Hornbeam**, de Bach. Ambas são energizantes, quebrando o feitiço da "segunda-feira de manhã" que parece vitimar pessoas que se arrastam sem interesse de lá para cá, de casa para o trabalho e do trabalho para a casa, sem alegria, sem interesse e sem brilho. Uma vida assim tão sem graça mina a energia do organismo e nos impede de levar qualquer vitalidade ou calor para a vida doméstica e para a relação.

- **Calendula** tem tudo a ver com comunicação. A comunicação é essencial para manter a relação viva e se desenvolvendo. Ao observar os tipos C no restaurante e na vida em geral, vemos que a comunicação entre eles está interrompida, que falta calor e receptividade, que estão isolados um do outro e presos numa relação fria. Nenhuma terapia conjugal funciona para um casal cujos canais de comunicação foram bloqueados. Calendula torna mais fácil reabrir esses canais e dar início a uma troca de calor e conforto. Para qualquer casal que queira revitalizar a relação, tomar essa essência juntos é um bom começo.

- Analisamos **Mariposa Lily** no contexto do vínculo entre mãe e filho, mas ela ajuda a fortalecer os vínculos de qualquer relação, promovendo a generosidade e a troca de estímulos.

Pressões

Em muitas relações, a razão da estagnação e da falta de ternura é a nossa maneira de viver. A civilização humana tem uma doença fundamental: o estilo de vida materialista que nos impomos. A preocupação com trabalho, carreira, sucesso, dinheiro e todas as suas armadilhas tem o efeito de nos afastar do nosso aspecto espiritual, muito mais valioso: ela bate a porta na cara do eu superior.

O cientista espiritual, estudioso e educador Rudolf Steiner, observa que antes do século XVIII, o *stress* e as neuroses psicológicas em sua forma atual eram virtualmente desconhecidos. Foi depois da Revolução Industrial e do nascimento do modo de vida materialista moderno, que o onipresente fenômeno do *stress* começou a se enraizar. Ele escreve: "*Se a atual atitude materialista não for revertida, teremos epidemias de insanidade e de graves doenças mentais.*" (Rudolf Steiner, *At the Gates of Spiritual Science*)

Não é de admirar que isso que chamamos de *stress* seja um dos arquiinimigos do amor. Em primeiro lugar, ele cria uma animosidade entre nós e os outros, os estranhos com quem nos acotovelamos e competimos pelas sobras da sociedade de consumo, com quem brigamos nas ruas em ultrapassagens agressivas para mostrar quem é que manda, usando a buzina como um insulto. Então, ao final de um dia de batalha, voltamos para casa e para nosso companheiro, ainda perturbados pelo *stress*, e descontamos um no outro. O ninho conjugal se torna um símbolo, não de relaxamento, proteção e amor, mas de pressão, responsabilidade e angústia. Nessas condições negativas, a capacidade de ver o sol por trás das nuvens fica fortemente comprometida, tendemos a perder o senso de humor, a lançar mão de meios artificiais para relaxar e a levar a vida tão a sério que ela acaba desaparecendo numa lufada de rotina fria. Ficamos com medo de tudo: com medo de falir, com medo do futuro, com medo de que tudo dê errado, com medo da instabilidade ou de perder o emprego, com medo de perder o *status* social e o conforto material, com medo da própria sombra! (Aliás, antes que você culpe sua relativa pobreza pelos males da vida, o mesmo se aplica a milionários e estrelas de cinema.) Com isso, ficamos supersensíveis, impacientes, tensos, deprimidos, frustrados, envoltos em nós mesmos — e incapazes de ternura e de amor.

E eu lhe pergunto: isso é maneira de viver? Se você observar os animais selvagens em seu ambiente natural (ou o que sobrou desse ambiente), verá que eles têm sociedades hierárquicas bem estruturadas que funcionam com uniformidade, eficiência e sem *stress*. A natureza marcha no próprio ritmo mas nós, humanos iludidos, perdemos o passo de vez. As essências florais, como acesso controlado a esse ritmo, podem dar uma nova perspectiva às coisas.

Descobrimos, na prática do dia-a-dia, que o remédio **Agrimony** é indicado para pessoas estressadas com problemas na relação. O tipo **Agrimony** mais comum é a pessoa que, em vez de resolver os problemas, tende a ocultá-los e fazer de conta que está tudo bem. Durante uma boa parte do tempo, essas pessoas conseguem parecer animadas e otimistas, mesmo quando estão corroídas pela preocupação. "Sorria, faça cara de valente", são as palavras-chave para esse tipo de estado. Mas, cedo ou tarde, alguma coisa explode com o aumento da pressão interior — e pode explodir de repente, com efeitos dramáticos. Muitas vezes as pessoas ocultam seus problemas recorrendo à bebida. Ou a drogas leves como a maconha, achando que atingem assim um plano mental superior e transcendente quando, na verdade, amortecem os sentidos à maneira de um alcoólatra, para fugir e ocultar. Só que, o que começa como um confortável refúgio, uma "ajudazinha", pode se tornar um grande problema quando três copos de vinho se transformam numa garrafa de uísque ao lado da cama e o inócuo baseado se transforma numa seringa cheia de alguma coisa extremamente tóxica, para não dizer extremamente cara. Neste caso, o *stress* sai fora de qualquer proporção. Todos os anos, milhares de casamentos são destruídos por isso, e milhares de vidas também — não apenas das pessoas que sucumbem ao vício, mas também das famílias e amigos afetados por ele. Eu incluiria na categoria de viciado todos os que sucumbem a alguma atividade que serve de "conforto", como o comprador compulsivo, a vítima de distúrbio alimentar, o viciado em sexo e outros portadores de transtornos obsessivo-compulsivos com menos potencial destrutivo mas não menos importantes, como a mania de colecionar (um problema eminentemente masculino!).

O potencial positivo de Agrimony é de permitir que o *stress* e os problemas sejam vistos sob o prisma correto, com sua importância relativa no grande esquema das coisas: podem não ser motivo para rir, mas também não são motivo para arruinar a vida.

O tipo extremo de *stress*, que pode forçar uma pessoa a buscar refúgio nas drogas e na bebida, pode ser tratado com **Cherry Plum**. Essa é definitivamente a essência que você deve escolher se estiver sob tamanha pressão interna que fica a ponto de explodir ou de "fazer alguma coisa". A enxurrada de suicídios que se seguiu à queda da bolsa de Nova York em 1929 revela a que extremos as pessoas são levadas pelas preocupações materiais. Se você já sentiu o impulso de fazer algo tão extremo assim, compre um frasco de **Cherry Plum** e procure um bom terapeuta agora.

Aloe Vera é uma essência importante para pessoas que exigem muito de si mesmas. Eu não gosto da palavra híbrida *workaholic* (o pedante em mim tem vontade de dizer que "não existe uma substância chamada *workahol*"), mas ela se refere a um tipo de pessoa semelhante ao que estamos descrevendo aqui. Pergunte a um homeopata o que significa o tipo Nux Vomica! Nux é um remédio homeopático clássico para os problemas físicos que atingem quem "queima a vela pelas duas pontas". São pessoas que esquecem de tudo, principalmente da vida emocional, por causa da necessidade ardente de sucesso. A fala de Michael Douglas no filme *Wall Street*, "almoço é para os fracos", é uma das máximas dos *yuppies* dos anos 1980 e reflete o desprezo que pessoas exigentes demais têm pela necessidade de comida, descanso e diversão. A vida social, a menos que esteja diretamente relacionada aos negócios, é jogada pela janela. E os relacionamentos... bem, algumas mulheres não estão brincando quando dizem que têm que marcar hora para ficar um pouco com o marido. Isso não leva exatamente a uma boa parceria. **Aloe Vera** reverte tudo isso, remanejando as prioridades: vida e amor primeiro e o resto depois. **Black-eyed Susan**, a versão australiana da mesma idéia básica, é outra essência importante para aqueles que estão sempre correndo sem dar atenção às questões domésticas, que perderam a ligação com o centro sereno de si mesmos.

Não se apresse, faça uma coisa por vez e aceite o ritmo que lhe é imposto em tudo o que faz: assim, vai evitar muito *stress*, ou até acabar com ele. Para dissipar o impulso de correr quando se deveria andar, **Impatiens** é muito boa. O nome dessa planta a define muito bem. Ela é indicada para pessoas que pensam rápido, agem rápido (o que é bom) e ficam frustradas quando os outros não fazem o mesmo ou quando percebem que alguma coisa as está retendo (o que não é assim tão bom).

Em alguns casos, chegam a um ponto em que as atividades da vida familiar, como sair para jantar, brincar com as crianças, passear com o cachorro, arrumar a casa, são vistas como obrigações que as afastam de questões mais importantes, ou seja, sair correndo para ganhar mais dinheiro! Ela ajuda também quando o *stress* leva a um comportamento mordaz e briguento dentro de casa. A essência **Snapdragon**, da FES, é igualmente eficaz.

O desgaste sofrido por quem vive na pista de alta velocidade pode ser tratado também com a essência **Dandelion**. Ela ajuda a equilibrar ímpeto com tranqüilidade, tensão com relaxamento, dinamismo com sossego.

Zinnia é indicada para pessoas sérias demais e sem senso de humor, uma característica que pode estar enraizada no caráter (de novo o Senhor Spock) ou surgir depois de um longo período de *stress*. Nesse estado emocional, as pessoas são adultas demais! Soltar o lado infantil, divertindo-se com coisas bobas e engraçadas ou só fazendo bagunça, é uma boa maneira de liberar a tensão interna. Brincar com crianças ou animais pode ser muito terapêutico, mas pessoas no estado **Zinnia** negativo têm uma extrema dificuldade para se soltar. Elas são aquelas, por exemplo, que se recusam a usar os chapeuzinhos na festa de Natal e que não participam de jeito nenhum de uma boa brincadeira. Com seu potencial de transformação, **Zinnia** lhes permite entrar em contato com aspectos mais divertidos de sua personalidade, começar a levar as coisas menos a sério e "deixar de esquentar a cabeça". A essência australiana, **Little Flannel Flower** cumpre mais ou menos esses mesmos propósitos. Ian White garante que assim como ajuda a puxar para fora a criança interior de um adulto muito sério, ela ajuda também a minimizar a tendência infantil a exibir atitudes e comportamentos adultos e austeros demais, "velhos antes do tempo". Cada usuário, seja qual for sua necessidade, é levado de volta a um ponto de equilíbrio. Acho que esse conceito é elegante e bonito.

Crowea e **White Chestnut** são essências indicadas para pessoas que vivem preocupadas, cheias de pensamentos ansiosos que não conseguem desligar para relaxar. Mas, a maior parte das coisas que as deixam loucas de preocupação estão fora do seu controle, sendo inútil desgastar-se por causa delas. Os sentimentos positivos que essas essências favorecem podem ser resumidos numa frase: *o que será, será!* A hiperatividade mental relaxa com o uso de qualquer uma das duas, mas quem tem dores de cabeça causadas pelo *stress*, deve tomar **White Chestnut**. Já nos casos em que o *stress* atinge o estômago, em forma de úlcera ou má digestão, é melhor tomar **Crowea**. É claro que as duas podem formar uma feliz combinação.

JOGO DE PODER

O *stress*, como fenômeno supostamente moderno, é objeto de muita conversa, não é? Tendemos a transformá-lo em bode expiatório, pintá-lo como o cara de chapéu preto que chega na cidade e torna todo mundo infeliz e odiento. Não foi culpa nossa. Não tivemos nada a ver com isso. Foi o *stress* que nos fez agir assim. Nós nos declaramos inocentes, dadas as circunstâncias atenuantes.

Mas, no fundo, sabemos muito bem que a vida "estressante" não é a questão (a menos que você pretenda derrubar o governo, abolir o dinheiro, explodir as cidades e voltar a viver na selva!). A questão é a nossa reação aos estímulos estressantes externos. Não vamos nos esconder atrás do conceito abstrato de *stress* como desculpa pelas atitudes que temos uns com os outros. Estamos rapidamente nos transformando numa cultura em que todos "põem a culpa em alguma coisa". Assim é fácil.

Vamos encarar os fatos: os culpados são o nosso coração e a nossa mente. Nem sempre precisamos de influências externas para nos comportar mal uns com os outros. E esse fato vem à luz quando consideramos a política de poder no interior das famílias e dos casais. Já falamos disso quando examinamos os problemas enfrentados por casais recentes que estão aprendendo a viver juntos. Agora, estamos tratando de casais antigos que encalharam no platô.

Quando se atinge esse ponto, os desequilíbrios da relação já estão mais arraigados. A tendência a se comportar mal, de um dos parceiros ou dos dois, já foi recompensada e fortalecida pelo fato de a relação continuar, mostrando que eles "aprenderam a conviver com isso". Qualquer desequilíbrio entre dar e receber já foi reforçado pelo tempo e pela repetição, tornando-se um modo de vida aceitável para os dois. (Ver, no Capítulo 3, uma análise mais completa do equilíbrio entre dar e receber.)

Nos casos em que um dos parceiros domina o outro — em geral, mas nem sempre, é o homem que domina a mulher — quem é dominado costuma justificar o fato: "*É só o jeito dele... não é por mal.*" Ás vezes, o dominado não se dá conta do problema antes que este atinja um ponto extremo, tornando-se óbvio. À medida que o tempo passa, a dominação sutil pode se transformar em controle ativo e até mesmo em absoluto terrorismo emocional.

Eu já vi alguns casos assim. Como ilustração, eis um dos piores:

HISTÓRIA DE CASO

ROB E CHARLOTTE

Rob, de 56 anos e Charlotte, de 49, estavam casados há quatro anos. Rob tinha se divorciado da segunda mulher, Cathy, seis meses antes de conhecer Charlotte. O primeiro companheiro de Charlotte, Jim, havia morrido tragicamente num acidente, seis anos antes. Depois disso, ela achou que nunca mais se uniria a outro homem, mas Rob era tão encantador e tão bonito, e ela estava tão só, que concordou em se casar com ele cinco meses depois que se conheceram.

Durante um ano inteiro, o casamento foi feliz. Nenhum dos dois precisava trabalhar, pois Rob tinha um bom rendimento com suas propriedades. Eles ficavam o tempo todo juntos: viajavam nos fins de semana, saíam para jantar, caminhavam no campo. Ela o achava muito culto — ele a levava a museus e lhe ensinava muita coisa sobre arte, recomendava livros, que passavam noites discutindo, e a impressionava com o conhecimento que tinha de várias línguas. Com tanto estímulo, ela acabou achando que seus velhos amigos eram pessoas sem cultura nem educação, que não valiam a pena — e parou de se encontrar com eles. Depois de um ano e meio de casamento, Charlotte estava tão maravilhada com Rob que não questionou o fato de ele começar a deixar para ela todas as tarefas domésticas, enquanto ficava sentado sem fazer nada. Logo Rob estava em posição de exigir o que fosse — que ela fazia. O café da manhã, por exemplo, ela lhe servia todos os dias na cama. Agora era Rob que mandava na casa. Era ele que escolhia o que comer, o que ver na televisão, aonde ir e até mesmo as roupas de Charlotte. Além disso, inventou um pequeno truque para lembrá-la de sua posição superior: nunca, nunca puxava a descarga. Era a sua maneira de dizer a ela: "Você é minha subalterna. Aquela que limpa o que eu sujo." Charlotte não protestou. Foi nessa época que começou a ter sonhos terríveis, em que era perseguida por um monstro. Fisicamente, estava perdendo peso, tônus e cor, ficando cada vez mais propensa a resfriados e bronquites.

Depois de dois anos e meio juntos, Charlotte caminhava para um colapso. Rob não a deixava dirigir e quase não a deixava caminhar na rua sozinha. Supervisionava cada movimento dela e a corrigia constantemente quando ela falava. A essas alturas, Charlotte começou a perceber que tinha uma relação ruim com um homem controlador. Mas não conseguia fazer nada. No dia em que percebeu que tinha medo dele, o choque quase a derrubou. As coisas continuaram assim por mais um ano e meio. Um dia, ele caiu de cama por causa de uma gripe e ela conseguiu sair de casa para buscar ajuda na terapia floral, que conhecia por meio de uma revista.

Observei que Charlotte estava pálida e cansada, parecendo ter muito mais do que 49 anos — com a pele enrugada, ressecada, parecendo quase sem sangue. Tinha um olhar distante e, em certos momentos, pensei que fosse desmaiar. Era óbvio que estava sendo destruída por uma relação ruim. Como dizer a uma cliente perturbada que nenhuma essência na terra pode remediar uma situação doméstica tão negativa? Não dava para dizer nada, é claro. Teria sido muito bom fazer com que Rob tomasse, entre outras coisas, **Vine**, para seu comportamento dominador, tirânico e profundamente manipulador. Mas Rob estava bem — ele não tinha problemas.

Dois dias depois, Charlotte voltou, nervosa e com pressa (não queria que nada fosse entregue em casa para Rob não desconfiar), para pegar um frasco com uma combinação de essências florais:

- **Mimulus**: para o medo crescente, não apenas da presença de Rob, de suas observações arrasadoras e de seu olhar zangado, mas também para o medo de reagir no caso de ele piorar. Ele nunca tinha sido violento com ela mas também nunca tinha tido dificuldade para dominá-la. Ela sabia disso e tinha certeza de que ele bateria nela se tentasse se impor.

- **Centaury**: para ajudá-la também com a incapacidade de dizer "não" a Rob. Ela tinha se deixado oprimir por completo, sem nenhum momento de resistência. Era só em seus pensamentos mais secretos que ela se rebelava contra ele, louca para ter coragem para fazê-lo na realidade.

HISTÓRIA DE CASO

Charlotte tomou também **Red Grevillea**, indicada para quem se vê aprisionado numa situação negativa. Essa essência é muito versátil, já que há tantas situações ruins em que é fácil se enredar: dívidas, responsabilidades, empregos ruins. Numa relação ruim, ela dá força para seguir em frente, se é isso que a pessoa quer. Além disso, torna a pessoa menos dependente de influências negativas, favorecendo o senso de individualidade e liberdade.

- **Larch** foi usada para tratar o ego esmagado de Charlotte. Os anos com Rob a privaram de sua auto-estima. Ela passou a ter uma expectativa completamente negativa diante da vida, acreditando que não fazia nada certo, que era um caso perdido, burra, feia e inútil... tudo o que Rob vivia martelando e que ela acabou por aceitar.

- **Cayenne** serviu para lhe dar o empurrão necessário, para liberar suas energias interiores reprimidas e para ajudá-la a sair da rotina em que tinha entrado. Se ela não conseguisse romper o padrão de procrastinação e anulação de si mesma, sabe-se lá que tipo de degradação Rob lhe imporia.

❀ **Black Cohosh** é usada em casos de relações pouco saudáveis e marcadas pelo abuso. Ela foi escolhida para ajudar Charlotte a parar de fugir e a enfrentar o desequilíbrio de poder que a estava destruindo.

HISTÓRIA DE CASO

Incluí mais uma essência e vale a pena contar por quê. A aparência física de Charlotte — pálida, cansada, distante e enfraquecida, como se suas energias tivessem sido consumidas e o sangue drenado — lembrava muito a descrição de vítimas daquela criatura do folclore, o vampiro. Ocorreu-me que o mito do vampiro, como metáfora para pessoas que sugam a energia positiva dos outros, alimentando-se de sua vitalidade e deixando-os enfraquecidos, secos e incapazes de resistir, correspondia perfeitamente àquele caso. Lembrei-me (com um leve tremor, na verdade) dos pesadelos de Charlotte, em que um monstro a perseguia. Por que Rob era representado como um monstro?

No folclore (todos nós sabemos disso por causa dos filmes de horror que vemos), a solução para manter longe os vampiros e proteger nosso precioso sangue desses sórdidos predadores é nos cercar de réstias de alho. E vejam só: para que serve a essência floral norte-americana **Garlic** (alho)? Cito um texto tirado do livro *Flower Essence Repertory*, de Kaminski e Katz (os itálicos são meus):

> Um amplo espectro de distúrbios pode ser tratado com a essência **Garlic**, desde baixa resistência imunológica com tendência a infecção por vírus ou parasitas, até casos leves de psiquismo, mediunidade ou *possessão*... Observa-se sempre um vazio característico nos olhos e uma palidez no rosto, com a impressão de que *a vitalidade e a cor da alma estão sendo drenadas ou sugadas* da individualidade.

Os paralelos são nítidos demais para ser uma coincidência: não tenho dúvidas de que devemos os atributos místicos, mágicos e folclóricos das ervas e plantas à sabedoria antiga que foi esquecida ao longo dos anos. E a história do vampiro se origina com certeza no lado sombrio de nossa natureza — só que, transformando-a na história de um monstro não-humano, conseguimos convenientemente esquecer (no nível consciente) que temos em nós o potencial do chupador de sangue, ainda que simbólico. Isso explica por que uma história folclórica como Drácula ainda consegue fascinar e chocar. Estamos diante do que Jung chamaria de Sombra.

Mas voltando a Charlotte, **Garlic** foi acrescentada à sua prescrição para ajudá-la a combater a drenagem psíquica que era a influência do marido sobre ela. Mas as essências escolhidas não tinham o objetivo de moldar ou conduzir o comportamento de Charlotte na direção que eu achava melhor. Não é assim que as essências agem e tampouco é o trabalho do terapeuta antecipar ou catalisar mudanças de direção ou comportamento (em poucas palavras, brincar de Deus). Mas se fosse possível aumentar a coragem e a segurança interiores de Charlotte, alguma coisa mudaria drasticamente na relação. Isso era inevitável.

Não tive notícias de Charlotte por seis meses depois de nossa única consulta e não tinha como saber se as coisas tinham melhorado. Como sempre, quando isso acontece, dei de ombros e deixei de lado a frustração. Então, um dia, recebi uma carta de outra parte do país. Era de Charlotte, contando que tinha passado por uma incrível transformação depois de tomar as essências florais. Criou coragem para enfrentar Rob e eles tiveram uma discussão feia — mas ela conseguiu ficar firme, argumentar e se fazer ouvir. Numa onda de energia que chamou de "inspiradora", arrumou suas coisas numa maleta e o deixou. Pegou um trem, achando que tinha que ir para o mais longe possível. Alugou um quarto numa cidade a centenas de quilômetros de distância, conseguiu um emprego e começou vida nova. Depois de seis meses, relatava uma transformação total em seu estado de saúde: voltou ao peso normal, ganhou tônus e deixou de ter resfriados e tosses constantes. Estava cheia de energia e de apetite pela vida. Depois daquela primeira carta, voltou a entrar em contato comigo para dizer que tinha aberto um negócio e que estava indo bem. As coisas não tinham sido fáceis, mas ela encarou o desafio com coragem e venceu. E tudo graças a algumas gotas de essências florais inócuas!

E quanto aos problemas de Rob? Infelizmente, em casos de jogo de poder, raramente quem o exerce chega a reconhecer que tem problemas. Essas pessoas sempre acham que estão muito bem como estão. Ou seja, até que um drama, uma crise ou a ameaça de um rompimento agite as águas calmas de sua complacência. Nesse caso, podem chegar a uma compreensão melhor de si mesmas e procurar ajuda. Nunca vi Rob! Mas tenho certeza de que, se conseguisse se abrir, poderia ter sido ajudado. Há algumas essências que ajudam a combater a tendência a controlar:

- **Vine** ajuda em casos de comportamento controlador, do mais ardiloso ao mais cruel, ou quando ambos se alternam conforme as circunstâncias, para ver qual funciona melhor! Num minuto, o mártir, no outro, o bicho-papão. Reconhece a rotina?

- **Chicory** é indicada para tentativas mais veladas, menos agressivas, mas não menos egoístas, de controlar por meio de chantagem emocional e outros métodos de manipulação.

- **Isopogon** é indicada para quem é muito exigente, ambicioso, intolerante e capaz de tudo para obter o que quer dos outros.

- **Yellow Cowslip Orchid** funciona muito bem com sua colega australiana, *Isopogon*, para diminuir o impulso a ser duro e crítico.

- **Beech** trata essa mesma tendência a criticar demais e ver defeito em tudo, além da tendência ao comportamento mesquinho e burocrático.
- **Sunflower** favorece o equilíbrio das forças do ego para que não se tornem reprimidas demais nem opressivas demais.
- **Quaking Grass** favorece a integração do ego em situações coletivas como sociedades e famílias, diminuindo o desejo de influenciar ou de assumir o controle.

É muito triste que ocorram desequilíbrios de poder nas relações mas, em última instância, isso se deve ao fato de que muitas pessoas têm mais amor por si mesmas do que por seu companheiro. Às vezes, é o tempo que revela essa tendência. Muitas vezes, o desequilíbrio pode ser retificado, como esse capítulo procurou mostrar. Mas as essências florais não devem ser consideradas uma espécie de analgésico emocional que pode ser usado para compensar uma existência miserável. As essências florais têm a ver com o desenvolvimento ativo pessoal, não com a supressão da alma. (Mas, se você preferir essa supressão, o médico poderá lhe receitar uma variedade de antidepressivos.) Uma situação doméstica muito negativa pode esgotar a energia vital de uma pessoa, e a melhor maneira de corrigir uma relação que tomou esse caminho é deixar que se acabe naturalmente, livrando da infelicidade a parte ou as partes que sofrem.

Esse é o tipo de realismo que não pretendo evitar neste livro. É muito melhor terminar uma relação ruim ou morta do que continuar vivendo num deserto emocional ou sob o jugo de uma personalidade controladora e voraz, cuja idéia de amor se distorceu. Muitas pessoas enterram a cabeça na areia e permitem que uma situação negativa continue durante anos, pagando um alto preço não apenas em termos de saúde emocional, mas também de bem-estar físico.

No próximo capítulo, vamos ver para aonde vai uma relação depois do platô, o tipo de problema que pode perturbá-la e as maneiras de resolvê-lo!

Capítulo Seis
Rompimento e Reconciliação

Vimos que com o tempo e pelos mais variados motivos, os casais podem perder o interesse mútuo. Fica difícil se animar com a vida que levam juntos, a companhia não satisfaz mais e a vida sexual se torna embrutecida e sem graça — ou desaparece de vez.

Mas sob essa membrana fina de tédio e desinteresse se esconde um núcleo vulcânico de emoções ferventes: a necessidade de amor, companhia, conforto e expressão sexual que havia ainda existe, só que agora concentrada e comprimida pela frustração, esperando para explodir. Não é porque você não quer mais essa pessoa que não quer mais ninguém.

Qual é a solução mais óbvia e rápida para o problema?

INFIDELIDADE

Certo, ver o que tem lá fora. Nessas relações, há uma grande probabilidade de um dos parceiros (ou os dois) ter um *click* no inconsciente e, de repente, deixar de ver as pessoas do outro sexo como meros conhecidos, colegas ou amigos. Ele passa a vê-las de um modo totalmente novo e hipnótico, como se pudessem oferecer a centelha vital que a velha relação ressequida não pode mais oferecer. Então, mais cedo ou mais tarde, vai encontrar alguém que lhe chame a atenção e faça seu sangue fluir outra vez como não fluía há muito tempo. De repente, estará tendo idéias de infidelidade.

O que fazer quando sentimos que estamos caminhando nesse sentido? Imagine só: você está sentindo a coceira dos sete anos. Sua relação está fria e pouco satisfatória. Dormem um de costas para o outro e não há mais calor na rotina. Vocês vivem em mundos separados e o sexo está reduzido a uma vez a cada três semanas. Um dia, seu escritório contrata uma pessoa esperta, divertida, atraente, solteira... e disponível. Você começa a ir almoçar com ela e, antes que se dê conta, ter um caso é uma possibilidade real. A tentação acena. O que fazer então?

Bem, não espere que este livro lhe diga o que fazer! As pessoas devem fazer o que lhes parecer melhor. Mas você pode pensar em algumas questões antes de mergulhar nessas águas escuras e perigosas, das quais poucos nadadores saem inteiros. Atenção a estas perguntas:

- Qual é o seu motivo?
- É mesmo amor? Ou você espera comer o bolo e deixá-lo inteiro, divertindo-se um pouco e mantendo a estabilidade da vida conjugal ao mesmo tempo?
- Como você vai lidar com esse caso no correr do tempo?
- Você vai fazer promessas para essa outra pessoa?
- Vai cumprir essas promessas? Ou gosta de partir corações?
- Você tem alguma idéia de como esse episódio vai terminar?
- E se for pego em flagrante?
- E se a pessoa começar a levar a coisa muito a sério e ameaçar contar tudo? Pior ainda, e se ela o chantagear?
- O que você tem a perder e a ganhar com isso?
- Vale a pena?

Talvez, à luz de tudo isso, a infidelidade não pareça uma idéia assim tão boa. Mas os pensamentos, fantasias e tentações não vão embora? Para conseguir dissipar pensamentos indesejados e problemáticos, você pode recorrer à essência floral **Cherry Plum**. Essa essência é indicada para pessoas perseguidas por visões, imagens ou devaneios que parecem sair das profundezas da mente. Você está numa reunião e de repente pensa em como seria enfiar uma faca no peito do patrão e visualiza a cena. Ou se pergunta, de repente, como seria a mulher ao seu lado se estivesse nua e como seria fazer sexo com ela — e imagina isso acontecendo ali mesmo no chão. Às vezes, o estado mental Cherry Plum negativo parece fascinante para a própria pessoa: as visões proibidas lhe trazem uma sensação de suspense e excitação, um gosto de aventura. Ela sente que ceder aos impulsos lhe dará uma grande satisfação: a consciência moral não basta para dissuadi-la. Cherry Plum ajuda a acalmar a mente estressada ou excitada que gera essas imagens, além de ajudar quando tais pensamentos ameaçam passar ao domínio da ação. A essência restabelece o equilíbrio e, muitas vezes, ajuda a pessoa a perceber a insensatez desses desejos.

Basil também ajuda a aliviar a tensão que leva à necessidade compulsiva de buscar ligações sexuais ilícitas fora da relação principal. Muitas vezes, pessoas nesse estado não conseguem se livrar de imagens sexuais vívidas e são atraídas pela pornografia ou por experiências sexuais do tipo pornográfico. São geralmente os homens, com seu impulso sexual mais agressivo, que têm esse problema, que pode ser causado por frustração sexual quando diminui a paixão de uma relação estável. Nessa fase, o homem pode começar a polarizar os aspectos sexual e espiritual do amor. O lado espiritual, pelo menos em tese, é parcialmente suprido pela relação principal; o lado sexual é mais premente, de onde o forte impulso a buscar outras coisas. Favorecendo a reunião dos dois lados do amor, sexual e espiritual, num todo integrado, Basil tem o efeito de aliviar o *stress* ou o colapso conjugal.

Assim, nossa atenção retorna à relação doente. Se a infidelidade pôs a cabeça de fora porque a relação principal perdeu o pique, talvez seja melhor considerar a possibilidade de resolver esse problema antes de sacrificar tudo fugindo com outra pessoa. O Capítulo Cinco discutiu várias essências florais que podem ajudar nesse sentido, como **Calendula** (melhor comunicação), **Cayenne** (acabar com a rotina, "apimentar" a relação) e **Flannel Flower** (toque, calor, sensibilidade). Volte algumas páginas e dê uma olhada nas opções mais adequadas às suas necessidades.

Wedding Bush, que já discutimos no contexto do compromisso, é indicada também para casais que precisam fortalecer os laços que os unem antes que se separem — a indicação pode ser para um dos parceiros ou para os dois.

VÍTIMAS

Tendemos a ter uma reação um tanto condicionada quando ficamos sabendo da infidelidade de alguém.

"Você soube? A Mary Jones, do fim da rua, andou pulando a cerca!"

"Que vagabunda! E o marido, coitado, como reagiu?"

Suponho que a automática falta de simpatia com a parte infiel reflita o medo de que a mesma coisa aconteça conosco algum dia. Nós nos erguemos de imediato a favor do parceiro traído e tachamos o traidor de injusto, egoísta... Na verdade, a palavra "trair" já diz tudo. Quem trai não tem a lealdade de ser franco com quem supostamente ama e com quem se comprometeu, não tem a coragem de manter o compromisso em tempos difíceis, só se preocupa consigo mesmo e sai à cata de emoções baratas e de massagens no ego. Nós não lhe desejamos sorte na nova relação. Na verdade, esperamos que tudo dê errado — ele vai aprender a lição quando o tiro lhe sair pela culatra.

Cruel? Nem sempre! A verdade é que, muita gente que trai age por razões puramente egoístas, do tipo **Chicory**, pouco se importando com a esteira de destruição que deixam atrás de si: por exemplo, o homem que deixa a mulher assim que ela começa a mostrar algum sinal de envelhecimento e sai com a primeira Barbie que encontra para amortecer a crise da meia-idade, permitindo que seu dinheiro, seu carrão e sua posição social sejam um incentivo tácito para a mulher mais jovem. Só tem simpatia por ele quem (a) é um completo misógino, (b) fez ou está prestes a fazer a mesma coisa ou (c) o inveja secretamente. Ou (d) todas as alternativas acima.

Mas não são só os homens. E a mulher voraz e egoísta que deixa o marido lutador e desventurado por um homem mais rico? É desse tipo de coisa que vive a imprensa barata (que em geral odeia as mulheres), como nos mostram muitas vezes as manchetes: *"Mulher malvada deixa marido trabalhador por milionário da loteria."* Definitivamente, isso é uma condenação à essa mulher! Como um símbolo do que pode acontecer conosco, ela inflige medo e ódio no coração de muitos homens. Afinal, há sempre alguém mais rico do que nós...

Nesses dois exemplos, a pessoa traída é vista como a vítima da situação, a que merece simpatia. Mas há um outro tipo de vítima na infidelidade. E se for o parceiro infiel que precisa da nossa simpatia? Ele pode ser a vítima de uma relação infeliz ou desgastada, precisando desesperadamente se livrar da coação emocional que o sufoca. Ele está em busca de emoção. Está em busca de alguém que faça com que se sinta amado e necessário de novo. Sua alma está à míngua: quem pode culpá-lo? Você teria culpado Charlotte, do capítulo anterior, se ela fosse embora com um homem mais gentil que a tratasse bem? Em certos casos, pode ser bom sair da relação ruim para uma melhor.

Quando a pessoa está insegura para romper e buscar o novo espaço de que tão desesperadamente precisa, essências florais como **Scleranthus** e **Paw Paw** trabalham a indecisão e a falta de orientação. **Cayenne** proporciona energia para sair da rotina; **Wild Rose** e **Kapok Bush** trazem incentivo ao coração desalentado. Há também **Black Cohosh**, para romper o vínculo com a relação negativa (ver Capítulo Cinco na página 87); **Cerato**, para desenvolver orientação e sabedoria interior; **Mimulus** ou **Dog Rose** para diminuir o medo do futuro e do desconhecido; **Goldenrod** para estimular a identidade individual; **Buttercup** para superar a sensação de inutilidade; **Walnut** e **Bottlebrush** para enfrentar os períodos turbulentos da mudança. Cada uma delas tem seu lugar, dependendo do caso.

Não vamos nos esquecer da culpa, uma emoção que atinge muitas pessoas que foram infiéis, mesmo quando foram levadas a isso e não têm culpa pelo fim da relação. **Pine** ajuda a absorver e dissipar sentimentos de culpa e remorso pelo que fizemos. Quando um profundo sentimento de culpa nos impede de perdoar a nós mesmos pelo que fizemos, esse floral de Bach pode ser combinado com **Sturt Desert Rose**. Assim, percebemos que nossas ações foram necessárias, que fomos sinceros com nós mesmos e, embora ovos tenham sido quebrados no preparo da omelete, não podemos aceitar a culpa pelo que aconteceu.

E quanto àqueles que merecem censura por ter agido de maneira egoísta e destrutiva e que agora, que já é tarde, estão atormentados por isso? Não sejamos muito duros com eles. Vamos evitar os julgamentos morais: o que foi feito está feito. Só se vive uma vez e os erros são inevitáveis. O que importa é aprender com eles para não voltar a trazer sofrimento para os outros e para si mesmo. **Pine** e **Sturt Desert Rose** ajudam essas pessoas também. Para que não causem mais tal sofrimento no futuro, **Chestnut Bud** as ajuda a aprender com as lições que a vida lhes ensinou, evitando assim que cometam os mesmos erros vezes seguidas.

Deerbrush nos dá uma compreensão melhor de nossos motivos interiores e nos ajuda a purificar as intenções do coração. Por outro lado, **Mullein** nos permite cultivar a percepção de certo e errado, abrindo o acesso à voz da consciência.

Se você foi rejeitado, abandonado ou trocado por outra pessoa, por favor não carregue a raiva e a amargura com você para sempre. É claro que isso dói. Mas você se machuca ainda mais sentindo raiva. A outra pessoa está fora do alcance de suas emoções. É só por meio de uma vingança que você pode ter algum impacto sobre ela... mas pense em que confusão você vai se meter! Não é melhor deixar que o destino se encarregue de tudo?

Fiona achou que não. Ela era amiga de um amigo — e um caso trágico. Estava com Steve há nove anos e eles tinham algumas dívidas. Então, quando lhe ofereceram uma boa remuneração para dar um curso de seis meses no Canadá, ela não conseguiu dizer *não*, arrumou as malas e deixou o marido em Londres. Ele lhe escrevia bastante, dizendo que a amava e que sentia sua falta. Depois de alguns meses, Fiona começou a pensar em desistir do emprego e voltar para Londres para ficar com ele. Mas ficou adiando a decisão e as cartas pararam de chegar. Então, um dia, ela resolveu voltar e fazer uma surpresa ao marido. Que grande encontro teriam! Mas quando chegou em casa, sem avisar e esperando que ele ficasse feliz, encontrou-o na cama com uma de suas melhores amigas. Ela ficou arrasada. Em choque, voltou para o Canadá e tentou reaver o emprego — mas já tinha sido substituída. De volta a Londres, foi morar com a mãe. Estava amarga, fervendo de ressentimento, obcecada por vingança. Assim, traçou um plano para pôr fogo na amada motocicleta Triumph de Steve, que felizmente não funcionou. Então, ela mandou imprimir dezenas de folhetos tachando-o de traidor, mentiroso etc., e os espalhou pelo quarteirão do escritório onde ele trabalhava. Chegou até mesmo a ir à casa dos pais dele exigir dinheiro. Cinco anos depois, ela ainda estava enlouquecida pela raiva, não conseguia falar de outra coisa, tentou se suicidar, recusava todo tipo de ajuda e acabou como paciente psiquiátrica, tomando drogas pesadas e balbuciando besteiras. E nenhuma vez questionou o próprio comportamento. Aqueles cinco anos teriam sido tempo suficiente para superar a dor, começar de novo e até conhecer outra pessoa. Mas ela não quis deixar as coisas rolarem.

Sem dúvida alguma, as essências florais teriam ajudado Fiona, assim como qualquer um que se sinta magoado e com raiva por ter sido rejeitado, enganado ou "jogado para escanteio". No próximo capítulo, Fins e Novos Começos, vamos examinar essa questão, além do desespero e da dor no coração que sentimos quando uma relação acaba definitivamente.

É DIFÍCIL SE RECONCILIAR

Muitas vezes, isso é verdade. Mas as essências florais são uma maneira de tornar as coisas mais fáceis se você está disposto a salvar uma relação que bateu nas pedras e afundou, se acredita que ainda é cedo para dizer "chega" ou se vê uma luz no fim do túnel desses tempos escuros e conturbados.

"Será que vamos conseguir?" Não é fácil avaliar essas coisas. Mas, via de regra, dá para dizer a quilometragem que resta a um casamento, ou qual é a probabilidade de ele melhorar, pela quantidade de bons momentos juntos que se intercalam aos períodos difíceis. Se vocês vivem se agredindo e não concordam em nada, não têm mais nada em comum e não conseguem ficar juntos um minuto sem voltar aos velhos padrões nocivos, pode ser que estejam malhando em ferro frio. Outro mau sinal é quando houve infidelidade e a parte traída nem se importa.

Por outro lado, quando há períodos de sol entre as tempestades, há uma boa possibilidade de vocês voltarem a se dar bem. Talvez seja só uma fase — todos os casais têm dessas fases, em maior ou menor grau. De fato, um casal que nunca discute pode não ser o quadro rosado de harmonia que parece ser: isso muitas vezes indica um desequilíbrio de poder, às vezes bastante sério (como no caso de Rob e Charlotte). Mas não vamos queimar nossas pontes depressa demais. Richard Burton e Elizabeth Taylor mostraram que nem sempre uma relação tempestuosa é uma causa perdida! Nunca se sabe.

"*E agora?*" é uma pergunta feita por muitos casais que se vêem sobre os entulhos do campo de batalha de sua relação, cansados de lutar, cheios de tristeza pelo que estão fazendo um com o outro e loucos para sair dessa. Um mecanismo para sair dessa é começar de novo, ou virar uma nova página. A decisão de dar um novo impulso à relação, de começar tudo de novo, é um marco importante e um ótimo ponto de partida para reparar todo o estrago que foi feito.

Mas, como se diz, de boas intenções o inferno está cheio. Uma trégua é sempre bom, mas vocês ainda têm que superar a dor emocional, sem falar dos desequilíbrios que causaram a ruptura.

Depois que uma relação foi abalada até as raízes pela infidelidade, é provável que haja muito ressentimento e ciúme. As essências **Holly** e **Dagger Hakea** ajudam a superar esse sentimento de orgulho ferido para que a relação possa seguir em frente. Essas essências têm um papel importante no processo do perdão. Quanto à parte (ou partes) que se sente culpada, podemos considerar **Pine** e talvez **Sturt Desert Rose** para angústia e remorso por ações passadas. O choque de descobrir que o parceiro foi infiel, seja em que situação for — encontrá-lo na cama com outra pessoa, vê-los juntos na rua ou ouvir dele mesmo uma confissão regada a lágrimas —, merece **Star of Bethlehem** ou **Fringed Violet**.

Confiança é a questão. Sem ela, não pode haver uma boa relação de amor. **Basil** ajuda a reconstruir a confiança restabelecendo os canais de comunicação numa relação arruinada por segredos, decepção e duplicidade. **Deerbrush** ajuda o parceiro desonesto a abrir os olhos para os motivos que tem para agir como age e promove mais franqueza e honestidade na relação. **Baby Blue Eyes** ajuda a restaurar a confiança destruída por experiências amargas, levando a pessoa a se esconder atrás de um escudo de cinismo. Como o ressentimento, a raiva e a falta de confiança caminham juntos, você pode tomar também **Holly, Mountain Devil, Willow** e **Dagger Hakea**.

Chestnut Bud é uma essência que ajuda a enxergar os próprios erros, para que eles não se repitam. Pessoas que foram perdoadas por alguma coisa errada que fizeram podem se beneficiar desse remédio. Elas erraram e sabem disso. Agora, têm o dever de não deixar que a mesma coisa volte a acontecer. Palavras e promessas não bastam: elas não falam tão alto quanto as ações. **Chestnut Bud** cobre os dois lados do problema: no caso de quem foi traído, essa essência ajuda a aprender a lição e a perceber sinais de alerta no futuro. *Que isso seja uma lição para nós dois.*

Corrigir os desequilíbrios da relação que levaram ao problema é uma coisa tão variável e pessoal que é virtualmente impossível encapsulá-la aqui. Pode ser uma questão de poder, respeito, atitudes ou comprometimento. A estas alturas, se você ainda está tentando descobrir a raiz do problema que afeta a relação, é melhor reler alguns trechos do livro. Para começar, sugiro a seção "Aprendendo a viver juntos" do Capítulo 3, páginas 66-68.

PARA REAVIVAR O ROMANCE

Assim como no caso de casais que não sofreram grandes desavenças mas estão encalhados no árido platô do tédio e da rotina, há várias coisas que se pode fazer para redespertar o romance e o sexo no caso de casais que levaram um sério solavanco. Para evitar repetições desnecessárias, dê uma olhada na seção do Capítulo 5 (páginas 89-91) em que discutimos as essências **Bush Gardenia**, para reavivar o interesse; **Yellow Star Tulip** e **Flannel Flower**, para aumentar a empatia, a sensibilidade e a energia; **Kapok Bush, Cayenne, Hornbeam** e **Swamp Banksia** para desânimo e falta de emoção; **Calendula** para a comunicação; **Mariposa Lily** para que a relação funcione como uma unidade sólida.

Wedding Bush ajuda a reafirmar o compromisso dos parceiros com a relação. Esteja você oficialmente casado ou não (e hoje em dia isso é cada vez menos importante), estar numa relação envolve a obediência a votos mútuos semelhantes aos do casamento. Os votos cerimoniais ("na saúde e na doença, na alegria e na tristeza, na riqueza e na pobreza") se referem basicamente ao compromisso. O ato de começar de novo, como esforço consciente para levar o compromisso a sério, é na verdade uma retomada não-enunciada desses votos num momento em que a relação se reinventa. É como se voltássemos a ser jovens. É uma boa coisa de se fazer, e **Wedding Bush** age no sentido de afirmar os sentimentos positivos que estão por trás disso.

A correta seleção das essências acima ajuda a reiniciar a relação e a pô-la no caminho da recuperação. Mas não dependa só das essências. Lembre-se do que dissemos no começo do livro: temos que ser ativos no processo de cura. As essências são catalisadores de nossas energias e qualidades positivas adormecidas, mas temos que sustentar seu efeito. Então, não seja um recipiente passivo: entre em ação e reacenda o amor entre vocês. Faça um esforço: ponha uma roupa bonita, prepare um bom jantar, acenda as velas, escolha uma música de fundo, tome meia garrafa de champanhe com o jantar e leve a outra metade para a cama com você. Divirtam-se, re-explorem-se, seja atrevido e ousado mas, ao mesmo tempo, terno e sensual. Digam um ao outro o quanto se amam. Abracem-se. Não falem de coisinhas, de detalhes da vida, mas de conceitos inspiradores, como o grande futuro que terão juntos. Sejam ultrapositivos.

Erros? Todos nós os cometemos. Procure deixá-los para trás. As essências florais lhe dão acesso à força e à sabedoria interior de que você precisa. Elas estão aí, à sua espera.

Havia um guitarrista de *blues* que ficava irritado porque, sempre que tocava, acabava esbarrando numa nota que não tinha nada a ver. Isso o tirava do sério e o desconcentrava, até que apareceu alguém mais relaxado e muito mais sábio que disse: "Ei, cara, não fique triste com *a nota que errou*. Fique feliz com *as cinco mil* que *acertou*."

Capítulo Sete
Fins e Novos Começos

Estamos chegando ao fim da viagem. Será mesmo o fim? Neste último capítulo discutimos não apenas os estágios terminais de uma relação e a dor emocional associada ao seu fim, mas também as essências florais que podem nos ajudar a transcender o término de um capítulo da vida e a construir uma ponte para um futuro positivo.

DIVÓRCIO

Então nossa relação debilitada, cansada, sem graça, insalubre, finalmente encalhou nas pedras, fazendo água e incapaz de prosseguir? Chega um momento em que, apesar de todos os esforços para remendá-la, a coisa está gasta, acabada, e só nos resta aceitar o fato. Mentalmente, é como atingir uma barreira, um ponto final e, nesse momento, sabemos que uma fase da vida chegou ao fim. *"Chega."*

Hoje, o índice de divórcios na Grã-Bretanha e nos Estados Unidos chega aos quarenta por cento. Quase metade dos casais que uma vez já foram felizes está se separando e passando pelo processo desgastante de acabar oficialmente com a relação. No Reino Unido, 160 mil casais por ano resolvem se divorciar.

Não há estatísticas confiáveis, obviamente, sobre o número de casais não-casados que estão se separando, já que não têm registro. Pode-se argumentar que a separação deles é mais fácil, já que não passa pela burocracia legal. Por outro lado, o divórcio é hoje um processo legal muito mais fácil do que jamais foi. Pode-se também adotar a abordagem conservadora e dizer que as relações sem casamento são mais casuais e mais passíveis de acabar. Há, no entanto, pouca credibilidade tanto no argumento de que o matrimônio legal é uma garantia de um compromisso mais forte quanto no argumento de que as pessoas pensam duas vezes antes de se divorciar por ser o divórcio um processo inconveniente ou caro: olhe os números! No total, o número de separações entre casais não-casados é provavelmente semelhante ao de registros de divórcios oficiais. Para o que interessa a esta seção, vamos esquecer a diferença entre casais casados e não-casados e usar a palavra divórcio para todos.

Neste momento, muita gente está passando por momentos de *stress*, amargura, mágoa e dor no coração por causa de um divórcio recente ou inevitável. Um divórcio traz conseqüências graves para a vida: afeta a relação com os filhos, a capacidade profissional e as finanças. Seu efeito sobre o estado mental geral é arrasador. Pode acabar com a auto-estima, atrapalhando ou mesmo impedindo futuras relações. Pode destruir a confiança nos outros: "se a pessoa que você ama pode deixá-lo na pior, por que é que os outros não podem?" O divórcio é uma causa importante de depressão, alcoolismo, falência nos negócios e desequilíbrios mentais graves que levam ao esgotamento e às vezes ao suicídio.

Acredito que a grande maioria das relações acabe por causas diretamente ligadas a traços da personalidade inferior de um ou dos dois parceiros, seja como for que se manifestem. Portanto, o uso inteligente e empenhado de essências florais em ampla escala, como autotratamento ou sob a orientação de terapeutas profissionais, pode ter sem dúvida um efeito marcante sobre o estado das relações em geral. Mesmo levando em conta certas situações, como a dos casais em que um dos parceiros amadurece muito mais do que o outro, criando uma disparidade, teoricamente é possível não apenas que um percentual muito maior de relações sobreviva intacto, mas que as relações sobreviventes usufruam de um amor de melhor qualidade. As muitas essências florais discutidas nos diferentes estágios deste livro, e todas as outras que um só livro não pode conter, podem contribuir para tornar isso possível.

Entre aquele número de relações que inevitavelmente acabam em divórcio, o efeito emocional negativo da separação pode ser atenuado, reduzindo a quantidade de dor, *stress*, raiva, ressentimento, depressão etc. sofridos pelo casal.

Agora, antes de prosseguir, um aviso! Como já dissemos, e temos que ser muito claros neste ponto, as essências florais não podem ser vistas como um meio para afogar as mágoas ou como um analgésico emocional que nos ponha ao abrigo da realidade. Ao contrário, elas nos permitem percorrer o leque de emoções sem deixar que estas nos atropelem ou nos desequilibrem por muito tempo. Elas nos permitem aceitar a situação, aprender com ela e sair mais sábios e mais forte, como a fênix ressurgindo das cinzas do fogo.

Não é realista esperar viver a vida sem levar nenhum golpe. E para quem não consegue encarar as dificuldades da vida, que prefere se esconder num buraco e esperar que tudo passe, mesmo que à custa de abafar a personalidade, o efeito rápido e analgésico das drogas (legais ou ilegais) e do álcool, é mais eficiente do que o das essências florais. Eu espero de verdade que você, que está correndo o risco de descer por esse caminho pedregoso e destrutivo, preste muita atenção neste ponto. O que lhe parece melhor — assumir a responsabilidade pela vida ou entorpecê-la e esperar que acabe? (**Cherry Plum, Agrimony, Pink Monkeyflower e Baby Blue Eyes** são indicadas para ajudar quem sente necessidade de recorrer a práticas que causam dependência para aliviar o sofrimento.)

Estamos sempre sofrendo algum baque no decorrer da vida. Só não sofre quem é extremamente sortudo, extremamente protegido — ou quem leva uma vida tão sem graça que nem compensa sair da cama. Todo mundo, em algum estágio da vida, enfrenta um divórcio ou ao menos a sombra de um divórcio. Mas quem usa essências florais pode galvanizar a vida emocional contra tais tempestades, ficando meio parecido com aquele brinquedo chamado joão-teimoso.

Vocês já viram um brinquedo desses? São bonecos engraçados, parecidos com pinos de boliche, com a base arredondada e um centro de gravidade tão baixo que, por mais que tente, você não consegue derrubá-lo. Gerações de crianças já recorreram aos métodos mais engenhosos e violentos para fazer o boneco cair e ficar caído, mas ele sempre se levanta, com um grande sorriso no rosto. Se não me falha a memória, nos anos 1970 havia uma propaganda desse brinquedo que dizia: *"O boneco que balança mas não cai!"*

Você também pode ser um joão-teimoso! Vamos examinar algumas essências florais que favorecem essa modificação positiva em pessoas que estão sofrendo as dores do divórcio, para que elas também balancem sem cair.

Fora qualquer outra coisa, o divórcio é uma época de um *stress* terrível. Aqui, podemos fazer uma diferença entre os casais casados e os não casados. Os primeiros têm que passar pela tortura do processo legal. Ajudamos uma mulher que enfrentou meses de inferno: tinha que comparecer a audiências, negociar com os advogados, dividir objetos pessoais de estimação e brigar com o marido que mentia descaradamente sobre a quantidade de dinheiro que tinha no banco. A tensão foi enorme, já que a pobre mulher precisou esperar o que lhe pareceu uma eternidade para descobrir o que seria de sua vida.

Para enfrentar períodos assim, experimente algumas das essências anti-*stress*, como **Crowea, Black-eyed Susan, White Chestnut** (boa em casos de insônia relacionada à ansiedade), **Impatiens** e, em casos extremos de *stress*, quando se está a ponto de "explodir", **Cherry Plum**. Quem se deixa abalar demais pelas mudanças pode tomar **Chamomile** para enfrentar os altos e baixos dessa montanha-russa. Muita gente, em situações estressantes como essa, tem sempre à mão um suprimento constante de **Rescue Remedy** ou **Emergency Essence**, como lenitivos para os nervos abalados.

Outras idéias:

❀ **Star of Bethlehem** e **Fringed Violet** ajudam no choque inicial: o choque de perceber que a relação acabou e o choque de ouvir o futuro ex-companheiro dizer que está indo embora. Só esse choque já basta para traumatizar gravemente, deixando uma marca profunda que às vezes dura muitos anos. Isso pode se traduzir em tristeza esmagadora ou em rancor que não passa. O que nos leva às seguintes essências:

❀ **Holly** trata a raiva que pode nos invadir quando passa o choque inicial. Tomada imediatamente, impede que o poder negativo dessas emoções muito fortes nos afete de maneira profunda demais. Tomadas mais tarde, mesmo anos depois, aliviam a raiva e a hostilidade acumuladas que, se não forem tratadas, provocam *stress* e até doenças.

❀ **Dagger Hakea** trata o ressentimento amargo que sentimos quando a relação naufraga, quando irrompe uma briga ou quando nos sentimos maltratados. Nesse sentido, essa essência combina a ação de **Holly**, para a raiva, e de **Willow**, para o ressentimento. Com ela, fica mais fácil superar o orgulho ferido e perdoar o outro pela dor que sentimos. Perdoar não é fácil e pode levar muito tempo. Muita gente sente que abriu mão de aspectos importantes da vida — estudo, carreira, oportunidades, lugares de que gostava — pela relação e, quando ela acaba, é grande a sensação de injustiça. *"Como você se atreve a me tratar assim depois de todo o sacrifício que fiz por você?"* Dagger Hakea torna mais leve o fardo da hostilidade. Mesmo que você não se reconcilie totalmente com a pessoa em questão — você não é obrigado a ser seu amigo —, pode ao menos se livrar do *stress* do ressentimento. É bom entender o seguinte: quando alguém o maltrata, o problema é mais da pessoa que o maltratou do que seu. Contanto que você sobreviva, tudo bem

(A longo prazo, um ressentimento não tratado pode contribuir para problemas físicos como a artrite. Dagger Hakea e Willow, seu equivalente do repertório de Bach para estados de negatividade e amargura reprimida, têm sido usadas para tratar indiretamente a dor causada pela doença — mais um incrível tributo às essências florais.)

Em seu livro, Ian White descreve um exercício muito interessante de meditação/visualização/afirmação que pode ser usado para reforçar o efeito das essências florais quando o objetivo é deixar que o ressentimento se vá. Ele se chama *Processo do Perdão* e vale a pena ler a seu respeito. Eu recomendo esse livro de qualquer maneira: o título e o editor estão relacionados no final deste livro.

Mas nem todo mundo, diante de uma rejeição ou do fim de uma relação, consegue extravasar a raiva. E a mágoa terrível que sentimos ao saber que alguém que amamos durante tanto tempo quer nos deixar? Muita gente reage assim, expressando a dor interiormente. Há também quem passe por uma fase e depois pela outra — sentindo raiva logo que o choque inicial se dissipa e depois tristeza, quando a raiva passa. Ou quem tenha primeiro uma reação de desamparo e depois de amargura, quando consegue enxergar melhor a situação e o comportamento não tão exemplar do parceiro. Tudo depende da pessoa e das circunstâncias que envolvem a separação.

Como já vimos, o bom das essências florais é poder ajustar sua seleção aos sentimentos e às mudanças de humor.

Boronia deve ser tomada logo depois do rompimento, quando nos sentimos assaltados pela tristeza e pela dor, com os pensamentos totalmente voltados para a pessoa amada. Essa essência funciona bem em combinação com **Bottlebrush** ou **Walnut**, que tratam a vulnerabilidade a mudanças súbitas de situação, além de ter propriedades que ajudam a romper o vínculo e seguir em frente, deixando o passado no passado.

Quando a tristeza não passa e pesa muito no coração, **Sturt Desert Pea** é de grande ajuda. **Honeysuckle** é indicada quando há uma tendência nostálgica a se refugiar nas lembranças reconfortantes do passado, reforçada por uma atitude negativa diante do futuro e à crença de que a vida nunca mais será feliz.

Gorse ajuda em casos de dor muito profunda, que beira o desespero. Quem é abandonado pela pessoa que ama, costuma dizer coisas como: *"Eu vou morrer. Sem você, não tenho por que continuar vivendo."* Desculpe se estou sendo desagradável mas, por experiência própria, sei que em geral isso não passa de uma demonstração melodramática de martírio e de um modo de manipular as coisas para que voltem a ser como eram. Mas nem sempre é assim. Há quem fale a sério! São pessoas que ficam tão diaceradas, tão devastadas, que perdem a vontade de viver. Elas podem cair num estado terrível de desinteresse, apatia, desânimo e negligência por si mesmas. Algumas podem até acabar nas ruas, vivendo como mendigos. Falta-lhes fé no futuro e uma centelha interior para catalisar a recuperação emocional depois do trauma. Em outras palavras, são como um joão-teimoso caído de costas! Gorse leva o coração e a mente a um novo nível de esperança e inspiração, onde pode haver uma visão positiva do futuro. A situação deixa de parecer tão desesperadora e elas conseguem se levantar e começar a juntar os cacos. Pode ser uma boa idéia tomar também uma outra essência de Bach, **Wild Rose**, que ativa o interesse pela vida em pessoas gravemente traumatizadas.

"Até que a morte nos separe"

Mas o divórcio não é o único fim que uma relação pode ter. Observamos que quarenta por cento dos casais se separam por livre e espontânea vontade. Então, temos que encarar o fato de que, das relações que permanecem intactas, cem por cento acabam forçosamente com a morte de um dos dois.

A morte, como sabemos, pode nos encontrar de várias maneiras: acidente ou incidente (assassinato, suicídio etc.), doença ou velhice. Em qual dessas categorias vamos cair é uma questão de circunstância e destino, mas vamos cair numa delas.

Das quatro, a mais rápida e mais piedosa é provavelmente o acidente, a mais positiva e benigna é a morte natural em idade avançada e a mais dolorosa, silenciosa e comum é a doença. A doença é a pior no sentido de que temos tempo de ver a morte se aproximando e tempo para temê-la; e as pessoas que amamos têm que se preparar não apenas para nos perder, mas para encarar a vida sem nós.

Entrar em acordo com a própria morte, quando sabemos que nos resta pouco tempo de vida, é a batalha emocional mais dura que travamos. No entanto, há essências florais que podem aliviar nosso fim, ajudando-nos a nos livrar do medo e a aceitar a morte.

Star of Bethlehem alivia o choque provocado pela notícia de que estamos para morrer, ou de quando nos damos conta de nossa mortalidade iminente.

Sweet Chestnut trabalha a angústia extrema diante da morte que se aproxima, **Love-lies-bleeding** a melancolia profunda e a necessidade de transcender a própria identidade, que se esvai, numa outra, superior e espiritual.

Walnut nos prepara para a morte na medida em que nos permite abandonar um modelo de existência por... quem sabe o que nos espera.

Bleeding Heart nos ajuda a afrouxar os laços com aqueles que estamos deixando.

Purple Monkeyflower é indicada para quem se fia demais em idéias religiosas ou convencionais. Quando a morte se aproxima, a experiência fica ainda mais difícil quando aderimos a crenças religiosas que nos fazem temer o que virá depois, por exemplo: *"Será que fui virtuoso e vou para o Céu?"*

Para quem ficou sozinho e desolado depois da morte da pessoa que amava, eis algumas sugestões, muitas das quais coincidem com as que mencionamos acima:

- **Star of Bethlehem** é indicada para o choque provocado pela notícia de que uma pessoa querida vai morrer ou morreu, e para a dor que vem depois.
- **Sweet Chestnut** ajuda a aliviar a dor e a desolação.
- **Bleeding Heart** é para quem ficou deste lado do divisor da morte, tendo que afrouxar os laços com a pessoa amada que se foi.
- **Forget-me-not** ajuda quem ficou a desenvolver a sensação de que a pessoa que partiu continua ali, talvez em forma de uma ligação telepática ou apenas de um "sentimento". Muitas pessoas relatam que se comunicaram com seus mortos e até que chegaram a vê-los. Há uma história incrível. Uma mulher estava na cama, logo depois de dar à luz o primeiro filho, quando viu sua mãe, a avó do bebê. A mãe sorriu como que para acalmá-la, acariciou a criança e foi embora. Mais tarde, naquele mesmo dia, a mulher ficou sabendo que a mãe tinha morrido algumas horas antes de aparecer no hospital. Podemos zombar dessas histórias mas, quando chegar a nossa hora, pode ser que aconteçam coisas que nos façam pensar melhor.
- **Honeysuckle** é uma essência que ajuda quem teve uma perda e agora vive no passado. Esse estado triste é mais comum entre pessoas idosas e solitárias, que sempre mostram velhas fotos de tempos felizes e contam vezes seguidas as mesmas histórias, sem perceber que estão presas a uma rotina. Elas têm pouca esperança quanto ao futuro e, em geral, morrem pouco tempo depois.
- **Sturt Desert Pea** é uma ótima ajuda em qualquer caso de perda, tristeza ou dor.

Algumas vezes, as pessoas ficam entorpecidas depois da morte de alguém que amam, como se não pudessem aceitar a realidade da situação. **Wild Rose** nos ajuda a aceitar a verdade e a encontrar motivação para tocar a vida. **Borage** também nos dá coragem para seguir em frente diante de tremendas dificuldades emocionais.

Walnut, para a mudança irreversível que ocorreu em nossa vida, ajuda na adaptação à nova situação. Com ela, fica mais fácil romper os laços com o passado e enxergar o que está à nossa frente.

Diante de uma nova fase da vida

Essências como **Honeysuckle**, **Bottlebrush** e **Walnut** simbolizam a ponte para o futuro. Não é para fugir do passado, já que ele é uma parte vital daquilo que somos. Mas, às vezes, ficamos presos ao molde do passado e não enxergamos, à nossa frente, um tempo em que tudo será melhor. Temos que ficar ativos para romper os vínculos com um ambiente emocional negativo que nos esgota ou nos puxa para baixo. É isso que querem dizer os amigos quando nos dizem que a vida continua, passado algum tempo depois de uma perda ou de um divórcio. A vida continua. A tristeza e o luto são um processo natural que não deve ser abreviado, evitado nem negado mas, cedo ou tarde, chega um momento em que é preciso seguir em frente.

Potencialmente, todos nós temos a capacidade de olhar positivamente para o futuro e aprender a enfrentar qualquer situação que nos apareça no caminho. Um aspecto excelente das essências florais é seu poder de despertar a força que há em nós e de reacender o fogo da alegria e da motivação. É o caso de **Cayenne**, com sua capacidade de ativar nossa força interior; de **Kapok Bush** ou **Wild Rose**, que nos ajudam quando estamos desanimados, resignados e sem disposição para sair do estado de tristeza. **Gorse** neutraliza a falta de esperança e o desespero; às vezes, é necessária a ajuda de **Larch, Dog Rose** ou **Sunflower**, que estimulam a segurança, especialmente depois da experiência devastadora da rejeição e do divórcio. Se temos que viver sozinhos de repente, **Mimulus** nos ajuda a diminuir o medo que isso pode causar. Se fomos maltratados por um ex-parceiro e temos que reaprender a ter confiança nas pessoas, **Flannel Flower** ou **Baby Blue Eyes** podem ser de muita ajuda.

E quanto à possibilidade de encontrar um novo parceiro? Para os divorciados, é comum um segundo casamento. Quem tende a partir depressa demais para novas relações por insegurança ou solidão, pode tomar a essência **Chestnut Bud**, para a impulsividade e a incapacidade de aprender com os erros do passado; ou **Cerato**, que favorece o contato com a orientação interior. **Goldenrod** estimula a honestidade e a sabedoria, especialmente quando alguém nos pressiona a entrar logo em outra relação mas nós ainda temos dúvidas. Pessoas que são sempre atraídas por relações ruins devido a uma tendência autodestrutiva, encontrarão uma grande ajuda na essência **Black Cohosh**.

Para quem enfrentou a morte do parceiro, entrar numa nova relação é algo repleto de emoções conflitantes. A culpa é comum nesse caso, pois quem ficou pode sentir que está traindo a memória daquele que se foi, mesmo depois de vários anos. Eu acredito que, se os espíritos dos que se foram continuam por aí — e eu sinto que sim —, eles seriam os primeiros a nos dizer para seguir em frente. Se os sentimentos que temos pelo novo parceiro são fortes e verdadeiros, é muito positivo (e muito saudável) embarcar numa nova relação e não há razão para a culpa. **Pine** ajuda a dissolver os resquícios da culpa irracional, embora perfeitamente compreensível. Se a culpa persiste porque não conseguimos romper os laços com a pessoa que morreu, **Bleeding Heart** e **Honeysuckle** são indicadas para nos firmar no presente e para nos ajudar a tocar a vida da maneira que for melhor para nós.

Na medida em que emergimos numa nova fase da vida e a necessidade que a alma tem de carinho e amor se expressa mais uma vez, vamos descobrir mais cedo ou mais tarde que estamos de volta ao começo da viagem! E percebemos que não percorremos um caminho reto, mas um ciclo contínuo em que poderíamos dar voltas sem fim, não fosse pelo fato de a vida ser tão curta.

Um novo ciclo começou. Estamos quase no fim do livro. Mas, para você que está descobrindo o fio das próprias experiências no labirinto da viagem que fizemos juntos, ele está longe de terminar. Que você encontre sempre o que procura e que seja sempre feliz. E, acima de tudo, que escolha sempre as essências certas...

Modo de Usar as Essências Florais...
e Outras Pontas Soltas

As essências florais são mesmo fáceis de usar. Depois de todas estas páginas, eu não mentiria para você!

Vamos presumir que você tenha lido este livro, inteiro ou as partes relevantes à sua situação e aos seus sentimentos, sejam eles quais forem. Talvez você tenha lido também outros livros sobre essências florais para formar uma visão geral de tudo o que possa lhe ser útil. Seja como for, espero que descubra quais as essências que combinam melhor com o que você sente. Como cada remédio é definido e descrito em termos do exato estado mental/emocional que é capaz de tratar, você sabe que achou o que lhe serve quando diz a si mesmo: *"Ah-ha! Este aqui se parece comigo!"*

Tendo localizado as essências que "se parecem com você", verifique se não são muitas. Quando trabalhamos com um excesso de vibrações de cura de uma só vez, tomando umas dez ou doze essências juntas, os resultados não são tão bons. A experiência demonstra que, para um resultado ideal, não se deve tomar mais de cinco ou seis essências ao mesmo tempo, embora alguns terapeutas cheguem a prescrever um máximo de sete. Procure tomar o menor número possível de essências, mas sem deixar de lado questões e sentimentos importantes. Digamos que eu esteja sofrendo depois de um divórcio. Posso reduzir minha escolha a: **Star of Bethlehem, Sturt Desert Pea, Honeysuckle** e pronto. Se mais tarde surgirem outros sentimentos negativos, como por exemplo raiva e rancor contra meu ex, posso acrescentar **Willow** e **Dagger Hakea** à lista. Mesmo assim seriam apenas cinco, ainda dentro do "limite". Então, é melhor começar com um número menor. Às vezes, os terapeutas prescrevem só uma ou duas essências para começar, não porque queiram maximizar seus lucros, mas porque preferem deixar uma margem para acrescentar novas essências à medida que a terapia progride. Mas, mesmo que você faça uma escolha errada, nada de mal vai lhe acontecer! Terapia floral é uma coisa maravilhosamente complacente de se aprender. Não há possibilidade de haver efeitos colaterais. Se você tomar uma essência desnecessária, ela simplesmente não fará efeito. Então, além das suas, você pode escolher essências para a família e para os amigos com toda a segurança.

Este livro deixa claro a que família de essências cada remédio pertence: Bach, FES ou Australian Bush. Nas últimas páginas, há endereços de vários fornecedores. Senão, dependendo de onde você mora, é muito provável que as lojas de produtos naturais mais próximas tenham em estoque as essências que você quer ou que possam encomendá-las.

A estas alturas, você já fez sua seleção de essências e já saiu para comprá-las. Uma palavrinha sobre o armazenamento: muitas pessoas se preocupam com um possível efeito adverso do ambiente sobre suas essências vibracionais. Mas as essências florais não são tão delicadas quanto os remédios homeopáticos, que precisam ser guardados longe de cheiros fortes, perfumes, comida e calor. No entanto, é bom guardar as essências florais num lugar fresco e sem luz, como o armário da cozinha ou uma gaveta. Mas se precisar levá-las consigo, não se preocupe. Elas não são assim *tão* delicadas. Os frascos que você comprou viajaram de avião e de caminhão, ficaram semanas na prateleira da loja, absorvendo calor e luz e, mesmo assim, continuam funcionando. Com um cuidado razoável, elas duram indefinidamente. Algumas das tinturas originais que Edward Bach fez com as próprias mãos estão guardadas desde 1930 e continuam funcionando muito bem. Isso é possível porque a energia continua viva muito depois da matéria morrer.

MÉTODOS DE TRATAMENTO

Há várias maneiras distintas de tomar as essências. O mais comum é pingar algumas gotas na língua, diretamente do frasco que você comprou. Se preferir este método, procure não encostar o conta-gotas na boca para evitar que alguma bactéria contamine a essência e diminua sua eficácia (ou, no caso de usá-la junto com alguém, por uma questão de higiene e consideração). Tomando a essência assim, você vai sentir o gosto de conhaque, que muitas pessoas adoram, mas outras não!

Para resolver esses dois problemas, ponha as gotas num pouco de água. Pingue quatro gotas de cada essência num copo com um dedo de água (de preferência mineral, já que a de torneira pode ter um gosto horrível e estar cheia de impurezas) e beba até o fim. Faça isso quatro vezes ao dia, como por exemplo: uma vez perto do café da manhã, uma vez no meio da manhã, uma vez à tarde e uma vez à noite.

Se isso não for conveniente, experimente o método do *frasco de tratamento*, que lhe poupa o transtorno de carregar muitos frascos e é mais barato. Arranje um frasco cor de âmbar com conta-gotas, como os que ficam na loja com as essências — qualquer farmacêutico, homeopata ou herbalista pode arranjar-lhe um ou dizer onde tem. Eu uso frascos de 30 ml, mas serve qualquer um entre 25 e 50 ml.

O processo, que leva menos de três minutos, é o seguinte. Tire do armário aquela garrafa de conhaque que lhe deram no Natal passado. Encha com ele um quarto do frasco de tratamento. A função do conhaque é preservar as essências florais. (Se você tiver alguma oposição ao conhaque, use vinagre de maçã — mas lembre-se de que muita gente odeia o gosto do vinagre, principalmente as crianças.)

Agora, pegue uma garrafa de água mineral sem gás e encha o frasco até completar quatro quintos. Tem que sobrar espaço para as gotas e para um pouco de ar. Acrescente as gotas de cada uma das essências. Em geral, os livros sugerem que se use apenas duas gotas de cada essência. Eu sou um pouco mais pródigo e ponho até seis gotas. É um hábito que nasceu da ignorância, mas dá resultado e eu não ligo se desperdiço algumas gotas.

Depois que pingar as essências, deve sobrar um pouco de espaço no frasco para que você possa sacudir o líquido. Sacuda bem (sem esquecer de atarraxar a tampa antes!) para misturar o conteúdo... e está pronto para usar. Você é agora o feliz proprietário de um frasco de tratamento de essências florais personalizado, feito sob medida. Uma dica: não esqueça de pôr um rótulo se houver outras pessoas na casa usando frascos iguais. Não há nada pior do que misturar os frascos, pois não dá para descobrir pelo gosto o que é o que e será preciso começar tudo de novo. Quando você lida com vários frascos ao mesmo tempo, isso se torna um pesadelo: falo por experiência própria. Mas, se ficar irritado e impaciente, você não estará criando um ambiente favorável para o preparo de suas essências. É preciso ficar calmo e sereno. Portanto, se fizer tudo errado na primeira vez, esqueça e tente mais tarde, quando estiver mais calmo.

Se você tomar quatro gotas, quatro vezes ao dia, o frasco de tratamento vai durar umas três semanas. Antes disso, já dá para ver algum resultado.

Muitas vezes, as pessoas me perguntam se terão que continuar "com isso" para sempre. Elas têm essa preocupação porque estão acostumadas aos remédios convencionais, alopáticos, que os médicos lhes prescrevem para tratar problemas crônicos, remédios que precisam tomar durante anos ou por toda a vida. (Esses remédios não oferecem nenhuma possibilidade de desenvolvimento pessoal, são agressivos por natureza e tratam o paciente como um receptáculo sem alma. As pessoas estão completamente sintonizadas a esse papel passivo, de paciente não participativo, o que se reflete no uso da linguagem: "submeter-se" a um tratamento, o "paciente" etc.)

A resposta é "não". Em geral, quando usadas para aliviar um desequilíbrio específico, as essências florais não são um tratamento a longo prazo. Mas, dependendo da pessoa e da natureza individual do problema, que pode estar muito arraigado, pode levar um pouco mais para corrigir os desequilíbrios emocionais que provocam a dor. Além disso, há os problemas *constitucionais*, que fazem parte da natureza da pessoa, contrapondo-se, por exemplo, a um estado de temor ou de perda de vitalidade, que é *agudo* e transitório. Os problemas constitucionais, como impaciência ou ansiedade crônica não apenas demoram um pouco mais, mas podem também reaparecer no futuro. Mas isso deixa de ser uma preocupação quando você sabe quais são as essências do seu tipo. Quando sentir os velhos medos, dúvidas e ansiedades — seja qual for a natureza da coisa —, recorra aos florais e verá que, a cada vez que isso acontecer, você vai precisar de menos tratamento para o problema se resolver. Além disso, os intervalos entre as recidivas serão cada vez mais longos. Ao contrário dos remédios convencionais, as essências *curam* (tratando a raiz do problema) e não são meros *paliativos* (que aniquilam os sintomas). Com o tempo, com usos repetidos da essência ou essências, até o mais arraigado desequilíbrio constitucional acaba sumindo.

Você não pode "se acostumar" às essências. Elas são bioenergéticas, não bioquímicas e, assim, o corpo não desenvolve tolerância a elas, como acontece no caso de drogas convencionais primitivas e supressivas como os antidepressivos, que exigem doses cada vez mais altas. Essa é uma outra razão pela qual as pessoas têm medo de tomar remédios a longo prazo. Mas você nunca vai precisar aumentar a dose das essências florais. Como eu já disse, é mais provável que possa diminuí-la e, com o tempo, parar de tomar a essência.

Outra coisa a ser mencionada é a liberação de emoções negativas. Falamos rapidamente da questão da catarse (página 50), mas cabe retomá-la aqui. Quando são abafadas e reprimidas, as emoções negativas não vão embora. Com as essências florais, nós as eliminamos do organismo e, com isso, podemos até trazer para o nível consciente coisas que estavam até então escondidas no inconsciente — empurradas lá para o fundo para que não fosse preciso lidar com elas. Às vezes, a dor emocional aumenta momentaneamente quando as toxinas vêm à superfície, antes de serem eliminadas pelas vibrações de cura da essência.

Ouvi histórias de pessoas que entraram em pânico nesse estágio. Uma mulher que estava usando um cristal de cura (os cristais têm muito em comum com as essências enquanto terapia vibracional) passou por uma ligeira crise emocional terapêutica (uma tomada de consciência) quando algumas emoções reprimidas vieram à superfície. Convencida de que o cristal estava lhe fazendo mal, aceitou o conselho de uma amiga bem-intencionada mas ignorante, e o enterrou no quintal, como se fosse uma coisa nociva! Então, é claro, a crise terapêutica passou, confirmando sua crença na culpa do cristal. O ato de enterrar o cristal foi muito parecido com o do avestruz que enterra a cabeça na areia.

Reações como essa são apenas um dos efeitos desastrosos da cultura da medicina convencional e da concepção preto-no-branco de tratamento que ela traz. Se você ficar cara a cara com seus demônios pouco tempo depois de começar a tomar uma essência floral, não caia no erro de achar que isso é um efeito colateral ou um agravamento do problema: na verdade, é um passo altamente benéfico e um sinal de que encontrou o seu remédio ou a sua combinação de essências, e de que está no caminho certo. É por isso que, muitas vezes, as pessoas saem da sessão de psicanálise sentindo-se pior do que quando entraram. Tendo sido interiormente guiadas, elas estão cara a cara com sua dor. Mas o processo de desenvolvimento da alma já começou e logo começam a melhorar.

É como tirar um espinho do dedo: dói mais do que se deixássemos o espinho encravado na pele, mas sabemos que tirar o espinho é melhor. Antes suportar a dor, aguda mas breve, do que acabar com um horrível abscesso. Pode acreditar!

Nesses casos, é bom ter alguém segurando sua mão ao longo do processo ou trabalhar com um bom terapeuta profissional que possa monitorá-lo ou apoiá-lo. Mas, na grande maioria dos casos, não há necessidade de supervisão e a dor emocional acaba derretendo, para usar a expressão poética de Edward Bach, "como neve à luz do sol".

Você vai perceber que uma essência leva à outra à medida que trabalham a miríade de emoções negativas comprimidas na psique: você trata uma coisa e outra aparece com mais força porque sua autoconsciência aumentou, e assim vai. Esse é o caminho que nos leva à busca do desenvolvimento pessoal, que vamos discutir em seguida.

O USO PROLONGADO DE ESSÊNCIAS FLORAIS

Apesar de serem excelentes para resolver pequenos problemas que aparecem aqui e ali no decorrer da vida, as essências florais são mais do que um simples remédio. Elas são um processo de transformação da vida. Pessoas que usam as essências por algum tempo para resolver um desequilíbrio emocional persistente ou uma tendência, como a tendência a sofrer de depressão, descobrem que os efeitos benéficos da terapia vão muito além do problema que estava sendo tratado. As energias de cura das essências beneficiam a vida emocional como um todo. Assim, muitas pessoas passam a usar as essências como apoio ao crescimento espiritual e pessoal mais profundo, na busca constante pela Compreensão e pela Verdade — que são as grandes questões da vida.

Patricia Kaminski e Richard Katz identificaram sete áreas mais importantes de transformações que podem resultar do uso a longo prazo de essências florais. São elas:

- Aumento de vitalidade e consciência emocional; maior conhecimento do eu; mais coragem emocional diante da adversidade.

- Uma relação mais próxima e cuidadosa com o corpo físico; diminuição de hábitos destrutivos e negligentes; maior aceitação e integração do eu físico e de qualquer imperfeição estética que possamos ter.

- Despertar de uma harmonia mais profunda com o mundo natural; muitas vezes, interesse e respeito renovados pelo campo, pelas flores e outras plantas, pelas árvores e pelos animais. Às vezes, desenvolve-se um interesse por questões ecológicas que leva a uma mudança positiva no estilo de vida, como começar a reciclar borracha, papel, vidro etc., para ajudar a proteger o planeta.

- Uma noção melhor do nosso lugar e função com relação à sociedade e ao mundo à nossa volta. Isso pode vir em forma de uma visão mais clara da nossa verdadeira vocação ou propósito na vida, de um desejo de servir ao mundo de algum modo, ou apenas de uma melhor compreensão desta vida doida.

- Uma compreensão mais profunda de nossa relação com outros seres humanos e mais sensibilidade para suas necessidades e sentimentos. Este livro se propõe a ajudar a formar e a preservar relações gratificantes e a favor da vida com as pessoas que amamos; mas a longo prazo, podemos descobrir que os efeitos vão mais longe, levando a uma vida social mais intensa, a um contato mais afetuoso com os amigos e a uma participação maior na vida da comunidade e na sociedade em geral.

- Uma sensibilidade mais intensa para a beleza e para as qualidades superiores da alma. Muitas vezes, as pessoas começam a fazer um esforço maior para valorizar o lugar onde vivem, para trazer um pouco de beleza à sua casa. Fora da vida familiar, pode crescer seu interesse por arte, música, teatro e outras formas estéticas de expressão cultural. Ao mesmo tempo, amplia-se o contato com a beleza interior da alma e a sensibilidade às suas expressões simbólicas por meio dos sonhos.

- Uma necessidade renovada de algum tipo de expressão espiritual. Isso não se refere necessariamente a um despertar religioso. Mas o espanto que sentimos diante da transformação da alma iniciada pelas essências florais leva muitas vezes ao desejo de entender e explorar dimensões da espiritualidade com que perdemos o contato. Formas de adoração podem ser buscadas depois, mesmo que sejam simples homenagens ao mundo natural à nossa volta, como um sorriso ou um aceno de cabeça quando saímos de casa ou vemos uma flor. Muitas pessoas passam a ver o mundo natural de um modo totalmente novo, com profundo respeito e admiração.

Uma perspectiva pessoal

Este parece ser um bom momento para falar disso. Li muitos livros sobre essências florais e outras formas de terapia vibracional que me levaram a imaginar que impacto essas coisas tiveram sobre a vida das pessoas que os escreveram. Não se trata, de forma alguma, de uma crítica aos autores. Ao escrever sobre esses assuntos, os autores em geral permanecem imparciais e objetivos. Livros como este não são um instrumento para promover mensagens pessoais, mas uma tentativa racional e desapaixonada, baseada em muito estudo e experimentação, de compartilhar coisas que merecem ser compartilhadas, para que as outras pessoas possam integrá-las à sua vida e tirar proveito delas.

Mas no início de uma longa e fascinante jornada como a que as essências florais nos apresentam, especialmente considerando o esforço mental necessário para compreender conceitos aparentemente tão radicais e para desaprender muito do que nossa experiência convencional nos ensinou, precisamos mais do que fatos, números e instruções. Precisamos ter o apoio de outros que estiveram lá antes de nós, uma sensação de calor humano e, acima de tudo, a oportunidade de perguntar: *"O que as essências florais fizeram por você?"*

Elas fizeram muito por mim. Ou melhor, fizeram e estão fazendo muito por mim, pois acredito que o processo não termina até que se tenha a certeza de que chegamos a um estado permanente de alegria e estabilidade, o que nunca acontece.

A primeira grande revelação que me veio do estudo das essências florais foi descobrir que eu era uma pessoa Wild Oat. Eu ia de uma coisa para a outra na vida, procurando algum tipo de significado sem nunca encontrar qualquer coisa que me satisfizesse. Nunca fui capaz de entender o mundo direito, chegando a me sentir alienado dele. Escalei a escada educacional até um ponto bastante alto, mas nada disso parecia ter grande valor. A capacidade que porventura tivesse, eu nunca tinha usado e, agora sei, uma grande parte de mim continuava adormecida.

O impacto provocado na minha psique pela essência Wild Oat, de Bach, teve um efeito duplo: primeiro, convenceu-me definitivamente do poder das essências florais, que poderia muito bem nunca ter experimentado. Segundo, ela fez o que deveria fazer e me permitiu uma visão melhor do meu papel, da minha função e do meu caminho neste mundo. De repente, senti que tinha uma energia, um impulso e uma vontade de aprender e de descobrir, que nunca tinha sentido antes.

Eu sabia que havia muita coisa em mim que deixava a desejar. Por isso, passei por uma essência depois da outra, buscando as que pudessem me ajudar. É provável que tenha feito muitos erros de seleção no começo mas, sendo as essências tão suaves, não tive do que me arrepender. Pouco a pouco, Gael e eu transformamos nossa exploração num estudo mais amplo, passando a tratar também nossos animais, nossos amigos e logo uma grande variedade de outras pessoas e animais. Desde o começo, tínhamos consciência do valor de eventuais resultados com animais, que destruiriam o argumento cansativo do efeito placebo.

Desde meus primeiros contatos com as essências florais, soube que ia explorar essa linha de trabalho com tudo o que eu tinha e fazer dela a minha vida. Ao mesmo tempo — sem nunca ter sido uma personalidade muito vigorosa — senti aumentar a força para tocar meu projeto, fossem quais fossem as dificuldades do caminho. Eu sempre gostei de espaços abertos mas o mundo da natureza passou a ser para mim uma fonte de coragem. Ao mesmo tempo, entendi como é inextricável nossa ligação com ele. Um dia, percebi que meu amor pela natureza tinha se desenvolvido e se transformado em respeito, quase reverência. Diante dela, eu me sentia comovido, como ficamos comovidos ao ouvir uma bela sinfonia. Eu nunca tive, nem por um momento, uma crença religiosa, chegando a ser mordaz e cínico a respeito da religião organizada. Hoje, entendo claramente que a necessidade que as pessoas têm de uma religião veio de uma reverência pela natureza, a matriz da vida, da terra e de nós mesmos. Vejo muita verdade e valor nas antigas idéias pagãs, pré-cristãs.

Como parte de minha nova atitude, deixei de me queixar tanto da umidade. Isso foi de grande valia durante as pesquisas feitas em meio à lama e à chuva para o livro que escrevemos sobre remédios de Bach para cavalos.

Certos males crônicos que eu tinha diminuíram drasticamente. Posso atribuir muito dessa mudança à homeopatia, mas estou convencido de que as essências florais são responsáveis pelos aspectos psicossomáticos dessa melhora. À medida que acumulávamos experiência tratando outras pessoas e que os perfis dos clientes começaram a revelar padrões, foi ficando cada vez mais claro que as essências têm um efeito profundo sobre a totalidade do ser de quem as usa.

Eu me descobri menos disperso, incerto e nervoso diante do *stress* e dos testes de perseverança, o que teve um efeito estabilizador sobre a minha vida pessoal. No meio-tempo, nosso estudo contínuo e o retorno que tínhamos de outros entusiastas e das pessoas que conseguimos ajudar, tudo isso me convenceu do enorme potencial que as essências florais têm de gerar mudanças reais na relação entre as pessoas. Foi a partir disso que eu decidi, com o apoio inestimável de Gael, trabalhar no sentido de escrever o livro que vocês têm nas mãos.

Este livro é só um começo modesto para nós e para os leitores que desejam entrar neste mundo novo de essências florais. Mas ele chega a você com muito amor e muita esperança de que você tenha o mesmo prazer que nós temos com esta incrível forma de terapia. Obrigado por ter lido o livro.

Repertório

Para a sua conveniência, este é um guia rápido das essências florais que constam deste livro. Ele não pretende ser mais do que um guia genérico, que o ajude a afunilar suas escolhas. Dê uma olhada nos usos de cada remédio, na seção "Essências Florais Tratadas neste Livro", nas páginas 25-33, para fazer a melhor escolha possível para o seu caso.

Quando o nome da essência estiver entre parênteses, isso sugere possíveis motivações subjacentes.

❧ *Abertura* ❧

(*Honestidade e calor*)
Falta de, nas relações: Calendula, Deerbrush, Mallow, Pink Mulla Mulla, Wedding Bush, Wisteria

❧ *Abuso* ❧

Capaz de: Vine, Isopogon, Cherry Plum
Medo de se tornar capaz de: Cherry Plum
Contra si mesmo, como parte da relação: Centaury, Black Cohosh, Garlic
Sensação de sujeira/vergonha causada por: Crab Apple, Billy Goat Plum
Vítima de, passado ou presente: Black Cohosh, Dogwood, Flannel Flower, Fringed Violet, Wisteria, Star of Bethlehem

❧ *Agressividade* ❧

Com relação à vida: Impatiens, Vine
Com relação ao trabalho, sexualidade, imagem social masculina: Tiger Lily, Wisteria
Com relação às pessoas: Impatiens, Snapdragon, Holly, Mountain Devil, Cherry Plum, Vine

❦ *Ambição (impulso)* ❦

Falta de, por apatia e desânimo: Wild Rose, Kapok Bush
Falta de, por esgotamento emocional: Aloe Vera
Falta de, por insegurança: Larch, Five Corners
Falta de, devido a devaneios românticos ou confusão: Clematis
Falta de, devido a sensação de incapacidade física: Wild Potato Bush
Ênfase exagerada na: Bush Gardenia, Tiger Lily, Vervain, Vine

❦ *Ansiedade* ❦

(*Ver também Nervosismo*)
Crowea, White Chestnut
Por antecipação de acontecimentos: Mimulus
Com sensação de ser dominado pela: Elm, Paw Paw
Timidez causada pela: Mimulus, Dog Rose

❦ *Aparências* ❦

Manter aparência alegre para esconder tormento interior: Agrimony
Preocupação com aparência física: Pretty Face
Preocupação com imagem masculina de sucesso: Tiger Lily

❦ *Atitudes* ❦

Chauvinista ou racista: Slender Rice Flower
Desejo de fazer sermões para os outros: Vervain
Atitudes rígidas e fixas: Bauhinia
Intolerante com os outros, burocrática, crítica: Beech, Impatiens, Yellow Cowslip Orchid
De que a felicidade não vai se repetir no futuro: Honeysuckle
De superioridade: Vine, Water Violet, Violet (ver também Segurança)
De que o sexo é sujo, impuro: Easter Lily, Crab Apple, Billy Goat Plum, Manzanita
De que o mundo nos deve um meio de vida: Southern Cross
De que não há tempo para se divertir: Aloe Vera, Black-eyed Susan, Bush Gardenia, Dandelion, Impatiens, Zinnia, (Pine)

❦ *Auto-aniquilação (modéstia)* ❦

Por se achar inadequado: Cerato, Buttercup, Larch, Dog Rose
Excessiva, nas mulheres, por falta de energia masculina positiva: Tiger Lily

Falta de, impondo-se aos outros: Sunflower, Vervain, Vine
Secretamente em busca de elogios: Chicory

❀ Aversão a si mesmo ❀

Vergonha física/sexual: Crab Apple, Billy Goat Plum
Sexo é sujo, acreditar que: Basil, Easter Lily
Identidade sexual, relacionada a: Calla Lily
Feio, sentir-se: Pretty Face

❀ Choque ❀

Efeitos posteriores de: Fringed Violet, Star of Bethlehem, Rescue Remedy, Emergency Essence

❀ Ciúme ❀

Holly, Mountain Devil

❀ Compaixão ❀

Falta de, ressentimento ou rancor: Willow, Dagger Hakea, Holly
Falta de, com relação aos outros: Vine, Slender Rice Flower, Isopogon, Kangaroo Paw, Snapdragon, Rough Bluebell, Chicory, Southern Cross, Wisteria (homens), Yellow Cowslip Orchid, Yellow Star Tulip

❀ Compromisso ❀

Medo de, nas relações; aversão à responsabilidade: Fairy Lantern, Illawarra Flame Tree, Wedding Bush
Falta de, nas relações, levando a infidelidade em potencial: Wedding Bush, Basil, Flannel Flower
Com a carreira, excessivo, e negligência com a família: Bush Gardenia
Incapacidade de atuar num grupo familiar: Quaking Grass

❀ Compulsão ❀

Por atos destrutivos ou autodestrutivos: Cherry Plum
Por pornografia ou sexo ilícito: Basil

❀ *Comunicação* ❀

Nas relações, incapacidade de reconciliação devida à falta de: Dagger Hakea
Nas relações; desarmonia devida à falta de: Calendula
Em sociedade; falta de domínio de: Kangaroo Paw
Incapacidade de sentir o efeito que provoca nas pessoas: Kangaroo Paw, Yellow Star Tulip, Chestnut Bud
Fala, problemas com: Trumpet Vine

❀ *Confiança* ❀

(*Ver também Abertura*)
No mundo, nas pessoas, na vida; falta de: Fringed Violet, Dagger Hakea, Willow, Evening Primrose, Mallow
Quando há medo de ser magoado de novo: Baby Blue Eyes, Pink Mulla Mulla
Nas relações, quando há segredo e engano: Basil
No destino, de que nada de mal acontecerá com as pessoas amadas: Red Chestnut

❀ *Controle* ❀

Nas relações, permitir excesso aos outros: Centaury
Nas relações, assumir excesso de: Vine, Chicory, Quaking Grass, Rough Bluebell

❀ *Culpa* ❀

Pine, Pink Monkeyflower, Sturt Desert Rose

❀ *Dependência* ❀

Dos outros, emocional excessiva: Bleeding Heart, Centaury, Cerato, Goldenrod, Red Grevillea
De convenções sociais, excessiva: Cerato, Purple Monkeyflower

❀ *Desespero* ❀

Gorse, Love-lies-bleeding, Sweet Chestnut
Sem vontade de lutar: Wild Rose
Com grande sofrimento e sensação de perda: Sturt Desert Pea

❊ *Determinação* ❊

Falta de, fraca: Mullein, Scleranthus, Paw Paw

❊ *Divórcio* ❊

(*Ver Sofrimento, Ressentimento, Choque e* Stress)

❊ *Energia* ❊

Baixa, debilidade sexual, diminuição da força interior: Lady's Slipper, Olive
Baixa, devido ao desânimo: Gentian, Wild Rose
Baixa, drenada pelos outros: Garlic, Walnut
Baixa, abuso dos próprios recursos ou excesso de trabalho: Aloe Vera, Bush Iris, Hornbeam, Olive, Swamp Banksia
Baixa, devido a insegurança e desalento: Five Corners, Larch, Red Grevillea, Wild Rose, Kapok Bush
Baixa, devido à sensação de rotina: Cayenne, Red Grevillea
Mau uso de, levando a um estilo rude e mordaz: Impatiens, Snapdragon

❊ *Estagnação* ❊

Nas relações: Calendula, Cayenne, Flannel Flower, Yellow Star Tulip
Por incapacidade: Wild Potato Bush
Retraimento, desistência em face da adversidade: Wild Rose, Borage, Kapok Bush

❊ *Excesso de Trabalho* ❊

(*Ver também Materialismo*)
Falta de tempo para relaxar, devido a: Dandelion
Negligência pelas pessoas amadas, associada a: Bush Gardenia
Tendência a: Black-eyed Susan, Zinnia
Esgotamento devido a: Aloe Vera, Olive, Swamp Banksia

❊ *Feminilidade* ❊

Maior aceitação da: Alpine Lily, Easter Lily, Crab Apple, Wisteria, Woman Essence
Ênfase excessiva nas qualidades mais suaves da mulher: Tiger Lily

❊ *Firmeza* ❊

Falta de, mudança freqüente de humor, altos e baixos: Chamomile, Scleranthus
Falta de, vivendo num mundo de sonhos: Clematis

❊ *Identidade Sexual* ❊

Desgosto com: Crab Apple, Billy Goat Plum, Easter Lily
Infeliz com: Calla Lily, Wisteria (mulheres)

❊ *Impaciência* ❊

Impatiens, Snapdragon
Causando grande tensão: Cherry Plum

❊ *Incapacidade de Equilibrar* ❊

Fantasia e realidade: Clematis
Dar e receber: Chicory, Centaury, Vine, Isopogon, Bluebell, Rough Bluebell
Energias masculinas e femininas: Tiger Lily, Wisteria
Falta e excesso de segurança: Sunflower
Poder dentro de grupos familiares: Mariposa Lily, Quaking Grass
Relaxamento e atividades: Dandelion
Sexualidade e espiritualidade: Easter Lily, Hibiscus, Basil, Manzanita
Valores materiais e espirituais: Bush Iris
Trabalho e lazer: Black-eyed Susan, Aloe Vera, Zinnia

❊ *Individualidade* ❊

Falta de: Cerato, Goldenrod, Purple Monkeyflower
Incapacidade de manter, em contextos de grupo: Sunflower, Violet

❊ *Criança Interior* ❊

Sem contato com, sem senso de humor: Little Flannel Flower, Zinnia
Imaturidade: Chestnut Bud

❊ *Intimidade* ❊

(*Falta de, devido a:*)

Falta de, devido a declínio do interesse entre os parceiros: Wedding Bush, Flannel Flower
Falta de, devido a abuso/mágoa no passado: Dogwood, Flannel Flower, Fringed Violet, Pink Mulla Mulla, Wisteria
Falta de, devido a vergonha da própria aparência: Crab Apple, Billy Goat Plum, Pretty Face, Manzanita
Falta de, devido à timidez: Mimulus, Larch, Five Corners, Dog Rose, Sticky Monkeyflower

❀ *Luto* ❀

(*Ver também Perda*)
Bleeding Heart, Forget-me-not, Gorse, Honeysuckle, Love-lies-bleeding, Star of Bethlehem, Sturt Desert Pea, Sweet Chestnut
Efeitos posteriores do: Fringed Violet, Star of Bethlehem

❀ *Materialismo* ❀

(*Ver também Excesso de Trabalho*)
Interesse excessivo em, sem contato com o eu superior: Bush Iris
Agarrando-se a posses: Bluebell
Medo de perder dinheiro: White Chestnut, Crowea
Consciência de pobreza, sensação de "não ter": Southern Cross
Avidez por ganho material: Black-eyed Susan

❀ *Maternidade* ❀

Gravidez difícil: Borage, Chamomile, Cherry Plum, Mustard, Olive
Falta de vínculo entre mãe e filho: Evening Primrose, Mariposa Lily, Yellow Star Tulip
Depressão pós-parto: Gorse, Woman Essence
Problemas com concepção: She-oak

❀ *Medo* ❀

Pelo bem-estar da pessoa amada: Red Chestnut
De envelhecer: Mimulus, Pretty Face, Bottlebrush, Peach-flowered Tea Tree
De relacionamentos íntimos: Evening Primrose, Sticky Monkeyflower
De acontecimentos iminentes, pessoas e situações: Mimulus, Dog Rose

De intimidade, por mágoa ou abuso no passado: Mimulus, Dogwood, Fringed Violet, Pink Mulla Mulla, Wisteria
De intimidade, por falta de integração entre amor sexual e espiritual: Hibiscus, Basil
De responsabilidade, por imaturidade: Fairy Lantern

❊ *Mudança* ❊

Facilmente perturbado por: Chamomile
Medo de: Bottlebrush
Problemas para aceitar: Bauhinia
Instabilidade por períodos de: Walnut, Bottlebrush

❊ *Negatividade* ❊

Vinda de outra pessoa, que drena energia: Garlic
Crítica, cínica, rude: Beech, Impatiens, Snapdragon, Southern Cross, Willow, Yellow Cowslip Orchid
Expectativas negativas com relação à vida: Larch, Dog Rose
Supersensibilidade a: Agrimony, Walnut

❊ *Nervosismo* ❊

Falta de confiança, causada por: Five Corners, Larch
Relacionada ao stress: Crowea, White Chestnut
Com pessoas ou situações: Mimulus, Dog Rose

❊ *Nostalgia* ❊

Vivendo no passado: Honeysuckle
Pela perda de uma pessoa amada: Forget-me-not

❊ *Obsessão* ❊

Por pensamento e desejos perturbadores: Cherry Plum
Por ideologias ou valores: Vervain
Por aspectos negativos do corpo ou da sexualidade: Crab Apple
Por poder e controle: Vine, Isopogon
Por vingança: Holly, Cherry Plum, Dagger Hakea
Por se achar uma vítima: Southern Cross

Por sexo: Basil, Cherry Plum, Tiger Lily
Por preocupações: Crowea, White Chestnut
Por trabalho (*Ver também Excesso de Trabalho*)

❀ *Paixão* ❀

Excessiva, causando esgotamento mental: Cherry Plum
Incapacidade de se entregar a, por crenças morais: Easter Lily, Hibiscus, Vervain
Em relações estagnadas, renovação da: Bush Gardenia, Calendula, Flannel Flower, Kapok Bush, Sexuality Essence, Wedding Bush

❀ *Perda* ❀

Dor depois de: Boronia, Gorse, Bleeding Heart, Sweet Chestnut, Star of Bethlehem, Sturt Desert Pea
Incapaz de encarar o futuro depois de: Honeysuckle

❀ *Pressão dos Outros* ❀

Desejo excessivo de exercer: Vine, Isopogon, Vervain
Sujeito demais a: Larch, Cerato, Walnut, Goldenrod, Centaury, Purple Monkeyflower

❀ *Raiva* ❀

Holly, Mountain Devil, Dagger Hakea, Impatiens
Com perda de autocontrole: Cherry Plum

❀ *Rancor* ❀

Tendência a guardar: Holly, Dagger Hakea, Willow
Com ideologia social e de classe: Southern Cross

❀ *Rejeição* ❀

Como se não pertencesse ao mundo, alienação: Tall Yellow Top
Sensação de, devido à falta de vínculo com a mãe: Evening Primrose, Mariposa Lily
Com sensação de amargura: Willow, Dagger Hakea, Holly

❧ *Religião* ❧

Influência negativa da: Cerato, Easter Lily, Purple Monkeyflower, Vervain

❧ *Repressão* ❧

Do sofrimento, incapacidade de se soltar depois: Star of Bethlehem, Sturt Desert Pea
Da insegurança, demonstrando uma personalidade falsamente confiante: Sunflower, Violet
De pensamentos negativos, causando dor interior: Agrimony, Cherry Plum
De lembranças dolorosas da infância: Golden Ear Drops
De emoções fortes, levando à tensão física: Dogwood

❧ *Ressentimento* ❧

Amargo, insistente: Dagger Hakea, Willow, Southern Cross

❧ *Rigidez* ❧

Atitudes rígidas diante de novas idéias: Bauhinia, Vervain
Corpo enrijecido por tensão: Dogwood

❧ *Sabedoria* ❧

(*Ver também Pressão dos Outros*)
Verdadeiro eu, conhecimento do: Cerato, Goldenrod, Mullein, Tall Yellow Top
Desligar-se de idéias vindas de fora: Easter Lily, Purple Monkeyflower, Southern Cross
Aprender com os próprios erros: Chestnut Bud, Isopogon
Verdadeira motivação, conhecimento da: Deerbrush, Vervain

❧ *Segurança* ❧

Confid Essence
Condições esmagadoras: Elm, Paw Paw
Excesso de: Sunflower
Falta de, em situações específicas: Crowea, Mimulus
Falta inerente de: Dog Rose, Larch, Buttercup, Sunflower
Falta de, devido à influência alheia: Cerato, Goldenrod
Falta de, devido a remorso por situações passadas: Sturt Desert Rose

Falta de, levando à desconfiança com relação aos outros: Mallow
Falta de, disfarçada de indiferença e superioridade: Violet, Sunflower (Vine)
Revezes, minimizados por: Gentian, Wild Rose

❀ *Sexo/Sexualidade* ❀

Medo de, por abusos passados: Fringed Violet
Sem contato com o próprio desejo de: California Pitcher Plant, Evening Primrose
Condenação de, por convenções religiosas ou educação: Easter Lily, Purple Monkeyflower
Incapacidade de reconciliar com amor espiritual: Basil, Easter Lily, Hibiscus, Manzanita
Aversão à idéia de: Billy Goat Plum, Crab Apple, Manzanita

❀ *Si mesmo* ❀

Vincular posses a: Bluebell
Sem contato com desejos de: California Pitcher Plant, Zinnia
Excesso de crítica a, por culpa ou remorso: Pine, Sturt Desert Rose
Oculto dos outros por vergonha ou culpa: Pink Monkeyflower
Nas relações, excesso de entrega de: Bleeding Heart, Centaury
Preocupação com, prende os outros a: Chicory, Rough Bluebell
Incapacidade de ser verdadeiro com: Cerato, Goldenrod, Mullein, Purple Monkeyflower, Sunflower, Violet
Compreender motivações de: Deerbrush

❀ *Solidão* ❀

Honeysuckle, Sturt Desert Pea, Tall Yellow Top, Violet, Water Violet

❀ *Stress* ❀

Impatiens, Black-eyed Susan, Crowea, White Chestnut
Tarefas parecem impossíveis: Elm, Paw Paw

❀ *Timidez* ❀

(*Ver também Confiança e Auto-aniquilação*)
Mimulus, Dog Rose, Five Corners, Larch, Pink Monkeyflower, Violet

❀ Tolerância ❀

Com outras pessoas, falta de: Beech, Impatiens, Holly
Falta de, tacanhice ou racismo: Slender Rice Flower

❀ TPM ❀

She-oak, Peach-flowered Tea Tree, Woman Essence
Grande stress, causado por: Cherry Plum
Irritação, causada por: Impatiens, Snapdragon

❀ Vício ❀

Relações negativas, caindo no padrão de: Black Cohosh
Tendência a: Cherry Plum
Para afogar as mágoas: Agrimony

Endereços úteis/Outros produtores de essências florais

Como foi mencionado no começo do livro, as essências florais são produzidas no mundo inteiro e o número de produtores é cada vez maior. São centenas de essências florais e um leque de opções que deixa qualquer um atordoado. Alguns exemplos:

- Alaskan Flower (& Gem) Essences
- Aloha Flower Essences (Havaí)
- Araretama Rainforest Essences (Brasil)
- Aum Himalaya Sanjeevini Essences (Himalaia)
- Bailey Flower Essences (Inglaterra)
- Bloesem Remedies (Holanda)
- Dancing Light Orchid Essences (Califórnia)
- Findhorn Flower Essences (Escócia)
- Flower Essences of Fox Mountain (Mass., USA)
- Light Heart Essences (Inglaterra)
- Living Essences of Austrália
- Petite Fleur Essences of Texas

E assim vai.

No Reino Unido, você encontra, no endereço a seguir, essências florais do mundo inteiro, incluindo as que são mencionadas neste livro:

The International Flower Essence Repertoire,
The Living Tree, Milland, Liphook, Hants GU3O 7JS, England
Telefone: 01428 741572 Fax: 01428 747679
Email: flower@atlas.co.uk

Nos Estados Unidos, entre em contato com:

Flower Essence Pharmacy,
6265 Barlow Street, West Linn, OR 97068 USA
Email: info@floweressences.com Website: www.floweressences.com

Os Remédios Florais de Bach são um negócio de vulto, fabricados por grandes companhias farmacêuticas. As essências florais produzidas em massa parecem funcionar muito bem e permitem visibilidade comercial e um consumo mais difundido. No entanto, muitos terapeutas preferem os pequenos produtores, que fazem essências das mesmas plantas, seguindo exatamente as especificações do Dr. Bach, mas em escala menor, como era no início. O preparo de cada frasco exige muito amor e carinho e muitos acreditam que, sem amor e carinho, é impossível captar o verdadeiro espírito da flor, como era a intenção do Dr. Bach. Um desses pequenos produtores é a *Healing Herbs,* administrada por Julian Barnard, uma das maiores autoridades na vida e na obra de Edward Bach.

Healing Herbs Ltd, PO Box 65, Hereford HR2 OUW, England
Telefone: 01873 890218 Website: www.healing-herbs.co.uk

Outra empresa desse tipo, que produz também outras essências vibracionais interessantes, é:
Crystal Herbs, 1 D, Gilray Road, Diss, Norfolk, 1P22 4EU, England
Telefone: 01379 642374 Website: www.crystalherbs.com

Por fim, é altamente recomendado um pequeno produtor de incríveis essências vibracionais radionicamente potencializadas, sediado no interior do País de Gales:
The Light Centre, Llancwmbrawd, Brechfa,
Carmarthenshire, SA32 7JU, Wales
Email: Dave_Anne@saltrese.freeserve.co.uk
Website: www.saltrese.freeserve.co.uk

Bibliografia/Outras Leituras

Flower Essence Repertory, Patricia Kaminski & Richard Katz, Earth-Spirit Inc, 1986, ed. rev. 1996
❀ Altamente recomendado

Australian Bush Flower Essences, Ian White, Findhorn Press, 1993 (primeira edição 1991, Bantam Books, Austrália)
❀ Altamente recomendado; fotos fantásticas

Applying Bach Flower Therapy to the Healing Profession of Homeopathy, Cornelia Richardson-Boedler, B. Jain, 1997

Bach Flower Therapy — The Complete Approach, Mechthild Scheffer, Thorsons, 1986
❀ Os dois livros acima são as melhores obras gerais sobre os florais de Bach que conhecemos

Flower Power, Anne McIntyre, Gaia Books, 1996

Heal Thyself, Edward Bach, C.W. Daniel, 1931

Flower Remedies Handbook, Donna Cunningham, Sterling Publishing Co., 1992
❀ Apresenta, com detalhes, muitas famílias diferentes de essências florais

Flower Essences and Vibrational Healing, Gurudas, Cassandra Press, 1989
❀ Leitura difícil e profunda, só para estudiosos sérios!

The Bach Remedies Repertory, F.J. Wheeler, MRCS, LRCP, C.W. Daniel, 1952

Bach Flower Remedies for Women, Judy Howard, C.W. Daniel, 1992

Os livros a seguir não tratam de essências florais mas são leituras valiosas sobre a psicologia das relações humanas:

Psyche and Substance: Essays on homeopathy in the light of Jungian psychology, Edward C. Whitmont, MD (Ed), North Atlantic Books, 1980

The Anatomy of Human Destructiveness, Erich Fromm, Jonathan Cape, 1974

Games People Play, Eric Berne, MD, Penguin, 1964

Emotional Intelligence, Daniel Coleman, Bloomsbury, 1996

If Love is a Game, These are the Rules, Cherie Carter-Scott, Vermillion, 1999

Fontes de Essências Florais

Para os que têm interesse em botânica, esta lista traz o nome popular e a denominação latina de cada flor. Além disso, é indicada a cor e o país de origem de cada uma.

❀ **Agrimony**
AGRIMONIA EUPATORIA
(Amarelo)
Reino Unido

❀ **Aloe Vera**
ALOE VERA
(Amarelo)
América do Norte

❀ **Alpine Lily**
LILIUM PARVUM
(Vermelho e laranja)
América do Norte

❀ **Baby Blue Eyes**
NEMOPHILA MENZIESII
(Azul claro)
América do Norte

❀ **Basil**
OCIMUM BASILICUM
(Branco)
América do Norte

❀ **Bauhinia**
LYSIPHYLLUM CUNNINGHAMII
(Laranja/vermelho)
Austrália

❀ **Beech**
FAGUS SYLVATICA
(Vermelho)
Reino Unido

❀ **Billy Goat Plum**
PLANCHONIA CAREYA
(Branco/amarelo)
Austrália

❀ **Black Cohosh**
CIMICIFUGA RACEMOSA
(Branco)
América do Norte

❀ **Black-eyed Susan**
TETRATHECA ERICIFOLIA
(Rosa mauve)
Austrália

(Há uma essência norte-americana equivalente, a Rudbeckia hirta, mas este livro trabalha apenas com a australiana)

❀ **Bleeding Heart**
   DICENTRA FORMOSA
   (Rosa)
   América do Norte

❀ **Bluebell**
   WAHLENBERGIA ESPÉCIE
   (Azul-Púrpura)
   Austrália

❀ **Borage**
   BORAGO OFFICINALIS
   (Azul)
   América do Norte

❀ **Boronia**
   BORONIA LEDIFOLIA
   (Rosa)
   Austrália

❀ **Bottlebrush**
   CALLISTEMON LINEARIS
   (Vermelho)
   Austrália

❀ **Bush Gardenia**
   GARDENIA MEGASPERMA
   (Branco)
   Austrália

❀ **Bush Iris**
   PATERSONIA LONGIFOLIA
   (Púrpura)
   Austrália

❀ **Buttercup**
   RANUNCULUS OCCIDENTALIS
   (Amarelo)
   América do Norte

❀ **Calendula**
   CALENDULA OFFICINALIS
   (Laranja)
   América do Norte

❀ **California Pitcher Plant**
   DARLINGTONIA CALIFORNICA
   (Verde e púrpura)
   América do Norte

❀ **Calla Lilly**
   ZANTEDESCHIA AETHIOPICA
   (Branco e amarelo)
   América do Norte

❀ **Cayenne**
   CAPSICUM ANNUUM
   (Branco)
   América do Norte

❀ **Centaury**
   CENTAURIUM ERYTHRAEA
   (Rosa)
   Reino Unido

❀ **Cerato**
   CERATOSTIGMA WILLMOTTIANA
   (Azul)
   Reino Unido

❀ **Chamomile**
   MATRICARIA RECUTITA
   (Branco — centro amarelo)
   América do Norte

❀ **Cherry Plum**
   PRUNUS CERASIFERA
   (Branco)
   Reino Unido

❀ **Chestnut Bud**
   AESCULUS HIPPOCASTANUM

FONTES DE ESSÊNCIAS FLORAIS

❦ *(Botões verdes)*
   Reino Unido

❦ **Chicory**
   CICHORIUM INTYBUS
   (Azul)
   Reino Unido

❦ **Clematis**
   CLEMATIS VITALBA
   (Branco)
   Reino Unido

❦ **Confid Essence**
   (combinação)
   BAUERA RUBIOIDES (Dog Rose)
   STYPHELIA TRIFLORA
   (Five Corners)
   XANTHOSIA ROTUNDIFOLIA
   (Southern Cross)
   GOSSYPIUM STURTIANUM
   (Sturt Desert Rose)
   Austrália

❦ **Crab Apple**
   MALUS PUMILA/ SYLVESTRIS
   (Branco, rosado)
   Reino Unido

❦ **Crowea**
   CROWEA SALIGNA
   (Magenta-rosa)
   Austrália

❦ **Dagger Hakea**
   HAKEA TERETIFOLIA
   (Creme)
   Austrália

❦ **Dandelion**
   TARAXACUM OFFICINALE
   (Amarelo)
   América do Norte

❦ **Deerbrush**
   CEANOTHUS INTEGERRIMUS
   (Branco)
   América do Norte

❦ **Dog Rose**
   BAUERA RUBIOIDES
   (Rosa profundo a branco)
   Austrália

❦ **Dogwood**
   CORNUS NUTTALLII
   (Amarelo e branco)
   América do Norte

❦ **Easter Lily**
   LILIUM LONGIFLORUM
   (Branco)
   América do Norte

❦ **Elm**
   ULMUS PROCERA
   (Marrom avermelhado)
   Reino Unido

❦ **Emergency Essence**
   (combinação)
   THYSANOTUS TUBEROSUS
   (Fringed Violet)
   GREVILLEA BUXIFOLIA
   (Grey Spider Flower)
   DROSERA SPATHULATA
   (Sundew)
   TELOPEA SPECIOSISSIMA
   (Waratah)
   Austrália

❦ **Evening Primrose**
   OENOTHERA HOOKERI
   (Amarelo)
   América do Norte

❦ **Fairy Lantern**
   CALOCHORTUS ALBUS

(Branco)
América do Norte

❀ **Five Corners**
STYPHELIA TRIFLORA
(Rosa)
Austrália

❀ **Flannel Flower**
ACTINOTUS HELIANTHI
(Branco e verde)
Austrália

❀ **Forget-me-not**
MYOSOITIS SYLVATICA
(Azul)
América do Norte

❀ **Fringed Violet**
THYSANOTUS TUBEROSUS
(Mauve a Púrpura)
Austrália

❀ **Garlic**
ALLIUM SATIVUM
(Violeta)
América do Norte

❀ **Gentian**
GENTIANA AMARELLA
(Púrpura)
Reino Unido

❀ **Golden Ear Drops**
DICENTRA CHRYSANTHA
(Amarelo)
América do Norte

❀ **Goldenrod**
SOLIDAGO CALIFORNICA
(Amarelo)
América do Norte

❀ **Gorse**
ULEX EUROPAEUS

(Amarelo vivo)
Reino Unido

❀ **Hibiscus**
HIBISCUS ROSA-SINENSIS
(Vermelho)
América do Norte

❀ **Holly**
ILEX AQUIFOLIUM
(Branco, rosado)
Reino Unido

❀ **Honeysuckle**
LONICERA CAPRIFOLIUM
(Vermelho e branco)
Reino Unido

❀ **Hornbeam**
CARPINUS BETULUS
(Amarelo / verde)
Reino Unido

❀ **Illawarra Flame Tree**
BRACHYCHITON ACERIFOLIUS
(Vermelho vivo)
Austrália

❀ **Impatiens**
IMPATIENS GLANDULIFERA
(Rosa/mauve)
Reino Unido

❀ **Isopogon**
ISOPOGON ANETHIFOLIUS
(Amarelo)
Austrália

❀ **Kangaroo Paw**
ANIGOZANTHOS MANGLESII
(Vermelho e verde)
Austrália

❀ **Kapok Bush**
COCHLOSPERMUM FRASERI

FONTES DE ESSÊNCIAS FLORAIS

(Amarelo)
Austrália

❀ Lady's Slipper
(SHOWY LADY'S SLIPPER)
CYPRIPEDIUM REGINAE
(Rosa e branco)

❀ (Yellow Lady's Slipper)
CYPRIPEDIUM PARVIFLORUM
(Amarelo)
América do Norte

❀ Larch
LARIX DECIDUA
(Macho: amarelo — Fêmea: vermelho)
Reino Unido

❀ Little Flannel Flower
ACTINOTUS MINOR
(Branco)
Austrália

❀ Love-lies-bleeding
AMARANTHUS CAUDATUS
(Vermelho)
América do Norte

❀ Mallow
SIDALCEA GLAUSCENS
(Rosa / violeta)
América do Norte

❀ Manzanita
ARCTOSTAPHYLOS VISCIDA
(Branco / rosa)
América do Norte

❀ Mariposa Lily
CALOCHORTUS LEICHTLINII
(Branco — centro amarelo e manchas púrpuras)
América do Norte

❀ Mimulus
MIMULUS GUTTATUS
(Amarelo com manchas vermelhas)
Reino Unido

❀ Mountain Devil
LAMBERTIA FORMOSA
(Vermelho)
Austrália

❀ Mullein
VERBASCUM THAPSUS
(Amarelo)
América do Norte

❀ Mustard
SINAPIS ARVENSIS
(Amarelo)
Reino Unido

❀ Olive
OLEA EUROPAEA
(Branco)
Reino Unido

❀ Paw Paw
CARICA PAPAYA
(Branco e amarelo)
Austrália

❀ Peach-flowered Tea Tree
LEPTOSPERMUM SQUARROSUM
(Rosa quase branco)
Austrália

❀ Pine
PINUS SYLVESTRIS
(Macho: amarelo — Fêmea: vermelho)
Reino Unido

❀ Pink Monkeyflower
MIMULUS LEWISII
(Rosa)
América do Norte

❀ **Pink Mulla Mulla**
   PTILOTUS HELIPTEROIDES
   (Rosa / branco)
   Austrália

❀ **Pretty Face**
   TRITELEIA IXIOIDES
   (Amarelo com listras marrons)
   América do Norte

❀ *Purple* **Monkeyflower**
   MIMULUS KELLOGGII
   (Púrpura)
   América do Norte

❀ **Quaking Grass**
   BRIZA MAXIMA
   (Verde)
   América do Norte

❀ **Red Chestnut**
   AESCULUS CARNEA
   (Vermelho)
   Reino Unido

❀ **Red Grevillea**
   GREVILLEA SPECIOSA
   (Vermelho vivo)
   Austrália

❀ **Rescue Remedy**
   (combinação)
   PRUNUS CERASIFERA
   (Cherry Plum)
   CLEMATIS VITALBA
   (Clematis)
   IMPATIENS GLANDULIFERA
   (Impatiens)
   HELIANTHEMUM
   NUMMULARIUM (Rock Rose)
   ORNITHOGALUM
   UMBELLATUM (Star of Bethlehem)
   Reino Unido

❀ **Rough Bluebell**
   TRICHODESMA ZEYLANICUM
   (Púrpura-azul)
   Austrália

❀ **Scleranthus**
   SCLERANTHUS ANNUUS
   (Verde)
   Reino Unido

❀ **Sexuality Essence**
   (combinação)
   PLANCHONIA CAREYA
   (Billy Goat Plum)
   GARDENIA MEGASPERMA
   (Bush Gardenia)
   ACTINOTUS HELIANTHI
   (Flannel Flower)
   THYSANOTUS TUBEROSUS
   (Fringed Violet)
   WISTERIA SINENSIS
   (Wisteria)
   Austrália

❀ **She-oak**
   CASUARINA GLAUCA
   (Vermelho e Amarelo)
   Austrália

❀ **Slender Rice Flower**
   PIMELEA LINIFOLIA
   (Branco)
   Austrália

❀ **Snapdragon**
   ANTIRRHINUM MAJUS
   (Amarelo)
   América do Norte

❀ **Southern Cross**
   XANTHOSIA ROTUNDIFOLIA
   (Branco)
   Austrália

FONTES DE ESSÊNCIAS FLORAIS

❀ **Star of Bethlehem**
*ORNITHOGALUM
UMBELLATUM*
(Branco)
Reino Unido

❀ **Sticky Monkeyflower**
MIMULUS AURANTIACUS
(Laranja)
América do Norte

❀ **Sturt Desert Pea**
CLIANTHUS FORMOSUS
(Vermelho)
Austrália

❀ **Sturt Desert Rose**
GOSSYPIUM STURTIANUM
(Mauve com manchas pretas — centro carmim)
Austrália

❀ **Sunflower**
HELIANTHUS ANNUUS
(Amarelo)
América do Norte

❀ **Swamp Banksia**
BANKSIA ROBUR
(Azul-verde)
Austrália

❀ **Sweet Chestnut**
CASTANEA SATIVA
(Macho: amarelo — Fêmea: verde)
Reino Unido

❀ **Tall Yellow Top**
SENECIO MAGNIFICUS
(Amarelo)
Austrália

❀ **Tiger Lily**
LILIUM HUMBOLDTII
(Laranja com manchas marrons)
América do Norte

❀ **Trumpet Vine**
CAMPSIS TAGLIABUANA
(Vermelho-laranja)
América do Norte

❀ **Vervain**
VERBENA OFFICINALIS
(Rosa e mauve)
Reino Unido

❀ **Vine**
VITIS VINIFERA
(Verde)
Reino Unido

❀ **Violet**
VIOLA ODORATA
(Violeta-azul)
América do Norte

❀ **Walnut**
JUGLANS REGIA
(Verde)
Reino Unido

❀ **Water Violet**
HOTTONIA PALUSTRIS
(Mauve pálido — centro amarelo)
Reino Unido

❀ **Wedding Bush**
RICINOCARPUS PINIFOLIUS
(Branco)
Austrália

❀ **White Chestnut**
AESCULUS HIPPOCASTANUM
(Branco/rosa — centro vermelho ou amarelo)
Reino Unido

❀ **Wild Potato Bush**
  SOLANUM
  QUADRILOCULATUM
  (Púrpura-azul — estames amarelos)
  Austrália

❀ **Wild Rose**
  ROSA CANINA
  (Rosa ou branco)
  Reino Unido

❀ **Willow**
  SALIX VITELLINA
  (Verde)
  Reino Unido

❀ **Wisteria**
  WISTERIA SINENSIS
  (Mauve)
  Austrália

❀ **Woman Essence**
  (combinação)
  PLANCHONIA CAREYA
  (Billy Goat Plum)
  CALLISTEMON LINEARIS
  (Bottlebrush)

CROWEA SALIGNA (Crowea)
PTILOTUS ATRIPICIFOLIUS
(Mulla Mulla)
BANKSIA SERRATA
(Old Man Banksia)
LEPTOSPERMUM
SQUARROSUM
(Peach-Flowered Tea Tree)
CASUARINA GLAUCA
(She-Oak)
Austrália

❀ **Yellow Cowslip Orchid**
  CALADENIA FLAVA
  (Amarelo listrado de vermelho)
  Austrália

❀ **Yellow Star Tulip**
  CALOCHORTUS
  MONOPHYLLUS
  (Amarelo)
  América do Norte

❀ **Zinnia**
  ZINNIA ELEGANS
  (Vermelho)
  América do Norte